Sheila Kitzinger · Mutter werden über 30

Sheila Kitzinger

Mutter werden über 30

Kösel-Verlag München

Übersetzung aus dem Englischen: Inge Wacker, Magnetsried.
Die Originalausgabe erschien unter dem Titel »Birth over Thirty«
bei Sheldon Press, London.

CIP-Kurztitelaufnahme der Deutschen Bibliothek

Kitzinger, Sheila:
Mutter werden über 30 / Sheila Kitzinger. [Übers.
aus d. Engl.: Inge Wacker]. – München : Kösel,
1984.
Einheitssacht.: Birth over Thirty <dt.>
ISBN 3-466-34098-5

Gesamtherstellung: Kösel, Kempten.
Umschlag: Günther Oberhauser, München, unter Verwendung
eines Fotos von Monika Hemmer, München.
ISBN 3-466-34098-5

Inhalt

Einleitung

Immer mehr Frauen entscheiden sich erst im Alter von über 30 oder Anfang 40 für ein Kind. In den meisten Büchern für werdende Mütter wird jedoch davon ausgegangen, daß die Frauen jünger sind, es fehlen die spezifischen Informationen, die sich eine ältere werdende Mutter wünscht und ein Eingehen auf die häufig komplizierten emotionalen Gesichtspunkte der Geburt für eine Frau, die nicht nur die sicherste Altersstufe zum Mutterwerden überschritten, sondern auch eine erfolgreiche Berufslaufbahn hinter sich hat und in einer schöpferischen und befriedigenden Arbeit außer Haus aufgeht.

Dieses Buch ist kein Ratgeber voller Anweisungen und Verbote. Es beruht auf tatsächlichen Erfahrungen von Frauen und auf einem breiten Spektrum unterschiedlichster Reaktionsmöglichkeiten auf ähnliche Probleme. Ich bin all denen, die mir ihre Erfahrungen mitgeteilt haben, sehr dankbar. Ich habe viel von ihnen gelernt. Einige waren bei mir im Geburtsvorbereitungskurs, ich konnte mich also ausführlich mit ihnen unterhalten und kannte sie gut. Den größten Anteil stellen 289 Frauen, die sich aufgrund einer Notiz in der Zeitung *The Guardian* mit mir in Verbindung setzten, wo um Hilfe gebeten wurde. Frauen aus Südafrika schrieben auf einen Artikel in *The Johannesburg Star* hin an mich und Material aus 28 ihrer Briefe ist hier enthalten. Die Frauen berichteten ausführlich und oft erstaunlich detailliert, sie gaben offen und ehrlich Auskunft sowohl über ihre negativen wie auch ihre positiven Reaktionen auf die Schwangerschaft, das Baby und die Veränderungen nach der Geburt.

Die Freude, die ihnen das Schreiben bereitete, wurde von einer Frau zum Ausdruck gebracht, die mitten in ihrem Bericht plötzlich schrieb: »Es macht mir solchen Spaß, das alles niederzuschreiben! Es ist wie ein Bekenntnis!« Bei Durchsicht des Materials war ich voll Bewunderung für den Mut dieser Frauen, für ihre Fähigkeit zu geben und für ihre Stärke. Viele der Briefe berührten micht tief, bei einigen mußte ich herzlich lachen. Am erstaunlichsten war die Großzügigkeit, mit der alle ihr Wissen weitergaben. Ich empfand mich als zugehörig zu einer großen schwesterlichen Gemeinschaft! Manchmal war unter den Briefen auch der Bericht eines Vaters oder eine Mitteilung von älteren Geschwistern oder von Töchtern, die selbst Spätankömmlinge gewesen waren, und diese Berichte waren ein Gewinn.

Ich selbst habe mit über 30 mein viertes und mein fünftes Kind bekommen. Hier habe ich mich jedoch auf die Aspekte der Geburt und der Elternschaft beschränkt, über die die Frauen selbst am häufigsten berichtet haben, und mich nicht von meinen persönlichen Vorstellungen darüber, was wichtig war, leiten lassen. Der Themenüberblick, mit dem ich begann, unterschied sich sehr von dem, was schließlich dabei herauskam.

Ich habe nicht versucht, in dieses Buch etwas über die Vorbereitung auf die Geburt mit aufzunehmen. Ich hoffe, daß alle älteren werdenden Mütter sich nach einem guten Geburtsvorbereitungskurs umschauen, mein Buch *Natürliche Geburt* kann vielleicht eine Hilfe für sie sein. Auch die Maßnahmen in bestimmten Kliniken oder die Wahl des Ortes, wo das Baby auf die Welt kommen soll, werden hier nicht behandelt. Informationen hierüber finden Sie in meinen Büchern *Good Birth Guide* und *Hausgeburt*. Hilfe bezüglich der praktischen und psychischen Aspekte des Stillens sind in meinem Buch *Alles über das Stillen* enthalten.

Ich hoffe jedoch, dieses Buch so geschrieben zu haben, daß eine Frau über 30, besonders, wenn sie ihr erstes Kind bekommt, und eine Frau um die 38, die nach einer längeren Pause wieder ein Baby erwartet, das Gefühl haben, daß sie verstehen, was mit ihnen vor sich geht, daß sie wissen, wie sie ihre Schwangerschaft und Geburt aktiv miterleben können und daß sie an Selbstvertrauen gewinnen, um den Anforderungen vor der Geburt des Kindes und in der Zeit danach gewachsen zu sein.

Standlake Manor,
Near Witney, Oxfordshire *Sheila Kitzinger*

1 Die Entscheidung für ein Kind

Gewöhnlich gilt das dreißigste Lebensjahr als Wende im Leben einer Frau, als eine Zeit der persönlichen Bestandsaufnahme, aber auch als eine Zeit voller innerer Warnzeichen für nachlassende Kräfte. Vorher kann sie aus dem vollen schöpfen und ist ein vollwertiges sexuelles Wesen. Danach wird angenommen, daß sie die besten Jahre hinter sich hat und sehr schnell zu altern beginnt. Die Kosmetikindustrie, die Selbstzweifel und Ängste ausbeutet, drängt uns zum Kauf spezieller »Jugendfrische« und der Cremes für die »reife« Haut, die ein Wundermittel zur garantierten Wiederherstellung degenerierter Zellen enthalten.

Die Frauen selbst betrachten ihren dreißigsten Geburtstag als eine Krise. Es ist nicht nur so, daß sie vielleicht ängstlicher im Spiegel nach Lachfältchen oder Spuren der Erfahrung suchen, sondern zu diesem Zeitpunkt fragen sie sich auch häufig: »Wer bin ich wirklich?« – »Was fange ich mit meinem Leben an?« – »Will ich es wirklich so?« und: »Wie soll es jetzt weitergehen?«

Das Ergebnis ist, daß immer mehr Frauen über 30 und über 40 sich dafür entscheiden, ein Kind zu bekommen, entweder ihr erstes oder ein weiteres, »ehe es zu spät ist«.

Für manche jedoch ist das Bestandteil einer langfristigen Planung, sie hatten das schon immer vorgehabt. Manche überlegen sich, daß sie zuerst im Beruf Erfolg haben und *dann* ein Kind bekommen wollen. Manche wollten schon immer ein Kind, mußten jedoch feststellen, daß die Umstände dagegen sprachen. Claire berichtet, daß sie schon früher ein Kind bekommen hätte, jedoch nicht den richtigen Mann fand und nicht in Betracht zog, ihr Kind allein zu erziehen. Die in Frage kommenden Väter waren »wankelmütige Geschiedene«, die es sich anders überlegten, wenn Heirat zur Sprache kam, »die mich mit dem Gefühl zurückließen, im Stich gelassen worden zu sein«. In einer Beziehung mit »einem unreifen Doktoranden fortgeschrittenen Alters«

wurde sie »dummerweise« schwanger, doch auch er hielt nichts vom Heiraten, also machte sie die »traumatische« Erfahrung einer Abtreibung, die sie völlig in ihren »Bann zog«. Als sie ein Jahr darauf einen »gefestigten, zuverlässigen« Mann traf, heirateten sie unverzüglich, und sie wurde triumphierend, wenn auch verspätet, mit 38 Jahren schwanger.

Eine späte Schwangerschaft kann sehr persönliche Gründe haben, etwa daß eine Frau sich vorher noch nicht »bereit« dafür fühlt. Eine Frau berichtete:

Ich war nicht reif genug, um eine Schwangerschaft riskieren zu können. Ich brauchte meine Arbeit, um meine Egozentrik zu überwinden und die Probleme anderer Menschen wahrnehmen zu können. Wenn ich schon früher ein Kind bekommen hätte, dann hätte ich darum gekämpft, daß ich zu meinem Recht komme.

Eine andere Frau zögerte damit, ein Kind zu bekommen, weil alles, was sie über Mutterschaft gelesen hatte, ein ziemlich deprimierendes Bild gegeben hatte, besonders, was die »nicht berufstätigen« Mütter betraf. »Meine Arbeit war 15 Jahre lang mein Lebensinhalt. Ich weiß, daß ich möglicherweise dem Baby gegenüber Wut gehabt hätte, wenn ich meinen Beruf früher aufgegeben hätte.« Manche Frauen, die sich spät für eine Schwangerschaft entscheiden, betrachten sie selbst dann, wie eine Frau es ausdrückte, als »eine mehrjährige Lücke in meiner beruflichen Laufbahn«.

Manche Paare haben lange Zeit auf ein Kind gewartet, doch sie suchen medizinische Hilfe oder beginnen kompliziertere Untersuchungen und Operationen erst, wenn die Krise des dreißigsten Geburtstages herannaht.

Ohne Trauschein

Die Zahl der Frauen, die über 30 ein Kind bekommen und nicht verheiratet sind, nimmt zu. Margaret hatte lange Zeit Angst vor der Ehe gehabt. Sie hatte mit einem Mann zusammengelebt, der gewalttätig und destruktiv war und sie geschlagen hatte. Nach

Beendigung dieser Beziehung folgte eine Zeit, in der sie zu Männern überhaupt kein Vertrauen haben konnte. Doch dann, so berichtet sie, wurde ihr klar, daß sie »sich innerlich etwas leer zu fühlen begann; die ganzen Jahre immer wieder die Periode – und keine Kinder«. Sie traf einen sehr gut aussehenden Fremden, dessen Familiennamen sie erst Monate später erfuhr und dessen Sprache sie nicht verstand, doch ihr war klar, daß sie den leidenschaftlichen Wunsch nach einem Kind von ihm hatte. Daß sich das erst so spät ergab, lag ihrer Meinung nach zum Teil daran, daß sie sich jahrelang um ihre alternden Eltern und deren Farm kümmern mußte, und zum Teil an einem vererbten puritanischen Schuldgefühl der Waliser, das Leben zu genießen. Es war »eine sehr kurze Begegnung. In *Tess von den d'Urbervilles* schreibt Hardy, daß die Zeit für die Liebe und der Mann zum Lieben selten gleichzeitig kommen. Doch bei mir war es so«, meint sie. Sie wurde in jener Nacht schwanger.

»Anscheinend habe ich kein Talent für dauerhafte, befriedigende Beziehungen mit Männern«, erklärte Jane, eine Schriftstellerin, »doch nachdem ich das große Glück habe, daß ich in der Lage bin, für meine Kinder selbst aufkommen zu können, sehe ich nicht ein, weshalb mich das davon abhalten sollte, Mutter zu sein«. Es kam zu einer sehr kurzen Begegnung mit einem Mann als sie Urlaub auf einer Mittelmeerinsel machte, und nach ihren Worten war sie »das klassische Beispiel der altjüngferlichen Engländerin im Ausland, die all ihre Bedenken über Bord wirft«. Als sie jedoch feststellte, daß sie schwanger war, war sie »völlig entsetzt« und meint, daß ihr »Verstand wie verrückt um sich selbst kreiste, Augenblicke, wo ihr vor Entsetzen fast das Herz stehen blieb, und dann diese Momente reiner Freude«. Eine andere Frau, die in einer lesbischen Beziehung lebt, berichtet, daß sie sich sehr allein fühlte, wenn sie Freundinnen mit deren Kindern beobachtete. Sie war froh über ihre Schwangerschaft, die nach einer künstlichen Befruchtung eintrat und meinte: »Jetzt fühle ich mich dazugehörig!«

Es gibt auch Frauen, die zum Beispiel in einer lesbischen Beziehung oder in einer Frauenwohngemeinschaft zusammen-

leben, die möglicherweise die Entscheidung für ein Kind solange hinauszögern, bis sie sich sicher sind, daß sie das Richtige tun und daß ihre Beziehung stabil genug dafür ist. Für diese Frauen bietet die Beziehung liebevoller Frauen untereinander und nicht die herkömmliche Ehe die Voraussetzung dafür, daß sie sich auf das Abenteuer der Schwangerschaft und des Lebens mit einem Kind einlassen. Manche Frauen sind der Ansicht, daß eine solche Umgebung für ein Kind sicherer und auch gesünder ist als die, in der männliche Wertvorstellungen vorherrschen.
Eine Reihe von Frauen über 30, die mir schrieben, warum sie schwanger wurden, gaben als Grund dafür an, daß entweder sie oder ihre Männer arbeitslos waren oder sie ganz unangemessen, jedoch in besorgniserregender Weise, auf eine wirtschaftliche Krise reagierten, und zwar mit Langzeitfolgen!

»Ungeplante« Babys

Bei manchen Frauen, die in diesem Alter schwanger werden, ist das Baby entweder gänzlich ungeplant oder halbwegs zufällig empfangen worden. Zum Beispiel findet eine Frau, daß sie lange genug die Pille genommen hat oder sie über 35 nicht mehr nehmen sollte und eine andere Methode der Empfängnisverhütung ihrer Gesundheit zuträglicher wäre und stellt dann fest, daß andere Methoden nicht so zuverlässig sind. Oder sie setzt die Pille aufgrund von Nebenwirkungen ab und »läßt es darauf ankommen«. Christine nahm die Pille wegen »unerträglicher Kopfschmerzen« nicht mehr:

Als ich schließlich merkte, daß ich schwanger war, hätte niemand überraschter sein können als ich selbst. Auch mein Mann war entgeistert, und ich hatte das Gefühl, unsere Beziehung belastet zu haben, was sich erst nach fünf Monaten langsam besserte. Ich war über mein Verhalten entsetzt, doch da ich es ganz allein zu verantworten hatte, akzeptierte ich es schließlich.

Auch wenn sie sich wegen der Schwangerschaft schuldig fühlte, man braucht zwei, um ein Baby zu machen, und vielleicht hätte

sich ihr Mann etwas mehr Gedanken über ihre Kopfschmerzen machen und eine Vasektomie (Sterilisation) in Erwägung ziehen sollen. Jedenfalls ist das ein klassischer Fall mangelnder Verständigung in einer Paarbeziehung. Zumindest hat die Krise dazu geführt, daß sie wieder miteinander zu reden begannen.
Eine andere Frau setzte die Pille ab, bekam Amenorrhö (sie hatte keine Periode mehr) und wurde auf Unfruchtbarkeit hin untersucht:

Ich merkte die Schwangerschaft erst, als ich Kindsbewegungen spürte. Anfangs dachte ich, ich hätte Verstopfung und machte mir Sorgen, daß ich zunehmen könnte.

Diese Frau ist Ärztin. Sie wollte ein Kind, doch als sie merkte, daß sie schwanger war, war das für sie ein großer Schock.
Eine Katholikin, die daran glaubt, daß jede Art der Empfängnisverhütung, außer den »sicheren·Tagen«, die sie aber zugegebenermaßen für lächerlich hält, falsch ist, hielt es für ausgeschlossen, daß sie schwanger werden könnte. Denn nach einer Operation hatten die Ärzte ihrem Mann mitgeteilt, daß er als Folge davon keine Kinder mehr zeugen könne. Bei bereits fünf Kindern und wenig Geld stellte die Schwangerschaft eine »Katastrophe« dar. Außerdem war es ihr äußerst peinlich, mit Mitte 40 wieder schwanger zu sein. Doch allmählich begann sie, die »schlimme Tatsache« zu akzeptieren, und später versteckte sie das Baby nicht, wie sie gemeint hatte, im Kinderwagen in einer Ecke des Gartens, sondern »stolzierte im Dorf herum, um es überall vorzuführen«.
Die 39jährige Jane hatte sich für ein Jahr beurlauben lassen, um ein »langweiliges akademisches Buch« abzuschließen, als sie merkte, daß sie schwanger war. Zunächst reagierte sie panisch, doch sie berichtet, daß nach eingehenderem Nachdenken irgendetwas in ihrem Inneren »verwundert und froh« war. In ihrem Haus wohnte bereits eine gute Freundin, die von der Neuigkeit ganz begeistert war und sich gerne an der Kinderversorgung beteiligen wollte. Unter diesen Voraussetzungen wurde ihre Schwangerschaft zu einer »langsam vergehenden, verträumten,

ruhigen Zeit«. Das Baby war wie ein Geschenk, es war – und dies war ihr bewußt – am Ende des Lebensabschnitts, in dem sie Kinder bekommen konnte, auf die Welt gekommen. Sie kam sich nicht nur ganz besonders vor, sondern empfand das als einen Segen und beschreibt diesen Zustand als das »Heilige-Elisabeth-Syndrom«, obwohl sie von anderen zu hören bekam, daß sie verrückt sein müsse und ihre Mutter »schockiert und fassungslos« war, ihr Verantwortungslosigkeit vorwarf und ihr sagte, sie hoffe, daß ihr Kind ihr niemals solche Sorgen bereiten werde, wie sie selbst ihrer Mutter. Die gesamte Erfahrung der Schwangerschaft und Geburt empfand sie trotz einer sehr schmerzhaften und schwierigen Entbindung als zutiefst befriedigend.

Entscheidungen über Entscheidungen

Auch wenn eine Schwangerschaft nicht geplant war, ist die Entscheidung, sie nicht abzubrechen, gewöhnlich bewußt und wohlüberlegt getroffen worden, und es bestehen dann keine Zweifel mehr. Dennoch fühlen sich Frauen oft bedrängt und werden, wie Christine, von Schuldgefühlen heimgesucht. Eine Frau berichtet, daß ihr besorgter Psychiater offen Druck auf sie ausübte, indem er zu einer Abtreibung riet, als sie während einer ernsten depressiven Erkrankung schwanger wurde. Für sie war das äußerst beunruhigend, zum Teil auch deshalb, weil sie das erste Mal seit Jahren wieder sehr zufrieden mit sich war. Sie trieb nicht ab, hatte Schuldgefühle, kam sich aber »insgeheim recht gescheit« und dem Psychiater gegenüber »um eine Nasenlänge voraus« vor. Als das Baby fünf Monate alt war, brauchte sie keinen Psychiater mehr.

Schuldgefühle können dazu führen, daß eine Schwangerschaft nicht abgebrochen wird, weil die Alternativen allzu schrecklich zu sein scheinen. Die 40jährige Harriet ging in die Klinik, um eine Abtreibung vornehmen zu lassen. Dort meinte die Schwester, die sie für den Eingriff vorbereitete: »Was wird wohl die Oberschwester dazu sagen?« Dann kam diese, schüttelte den

Kopf und machte die Bemerkung: »Oh je, oh je, *das* wird dem Herrn Doktor gar nicht gefallen!« Harriet stand auf und ging. Was der Arzt auch dazu gemeint haben mag, sie war es dann, die das Kind bekommen und die Verpflichtung auf sich nehmen mußte, das Kind großzuziehen. Auch in umgekehrte Richtung kann Druck ausgeübt werden, und eine späte Schwangerschaft wird dargestellt als eine verhängnisvolle, schlimme Krankheit, die mit so großen Risiken, ein mißgebildetes Kind zur Welt zu bringen, verbunden ist, daß eine Frau meint, es allein aus diesem Grund nicht aushalten zu können.

Eine alleinstehende Mutter hat vielleicht besonders starke Gewissensbisse wegen der von ihr getroffenen Entscheidungen. Eine Frau berichtete, daß sie sich die ganze Schwangerschaft über fragte, ob sie mit ihrer Entscheidung, das Kind zu behalten, richtig gehandelt hatte, doch empfand sie deutlich, daß die Sehnsucht, mit der sie es sich wünschte, stärker und dauerhafter war als sie sie je für einen Mann empfunden hatte. »An einer ziemlich kitschigen Stelle in einem Roman heißt es, die Liebe zu einem Kind sei wie eine stetige Flamme, wogegen die sexuelle Liebe aufflackere und wieder erlische«, fügte sie hinzu.

Für eine Frau über 40, die meint, in die Wechseljahre zu kommen, ist eine Schwangerschaft manchmal so überraschend, daß sie ihren Zustand erst bemerkt, wenn es für einen Abbruch zu spät ist. Elisabeth wurde davon besonders hart betroffen, nach einer kurzen, zeitweiligen Versöhnung mit ihrem früheren Mann, als sie gerade eine Entziehungskur machte. Eines Tages spürte sie flatternde Bewegungen im Bauch, und es dämmerte ihr, daß sie schwanger war. Sie hatte das Gefühl, daß sie es dem Kind schuldig sei, es zur Adoption freizugeben, doch fiel ihr das in dem Heim für Mutter und Kind, wo die meisten Frauen, die alle sehr viel jünger als sie waren, ihr Baby behalten wollten, äußerst schwer. Eine Frau meinte zu ihr: »Sie behandeln es, als wäre es Dreck.«

Doch die meisten Frauen, die in diesem Alter ein Kind bekommen, tun das, weil sie es so wollen. Und selbst wenn die Entscheidung Folge der vollendeten Tatsache einer Empfängnis ist, bedeutet die Erkenntnis nicht nur Schrecken und eine gewisse Besorgnis, sondern auch freudige Überraschung und prickelnde, wenn auch unterdrückte Aufregung.

Und natürlich kommt es auch zu zweiten Ehen, einer zweiten »Chance« im Leben, die zur Gründung einer zweiten und manchmal auch einer ersten Familie führt oder zumindest zu »seinem« Kind. Jede Frau, die schon erwachsene oder schulpflichtige Kinder hat, hat Angst davor, wie die älteren Kinder es aufnehmen werden. Sehen sie es als Liebesentzug an? Sind sie der Erfahrung gewachsen, daß neue, jüngere Familienmitglieder und außerdem ein Ersatzvater auftauchen? Was bedeutet ein Baby für Heranwachsende, die sich ihrer eigenen Sexualität und Identität noch sehr unsicher sind? Vielleicht kommen sie nicht mehr ins Elternhaus; vielleicht haben sie das Gefühl, daß ihre Mutter irgendwie in Konkurrenz zu ihnen getreten ist, vielleicht kommen sie sich abgelehnt und unerwünscht vor.

Manche der Frauen, die in diesem Alter ein Kind bekommen, waren im Beruf zufrieden und voll Selbstvertrauen und fühlen sich erst in der Lage, ein Kind zu planen, wenn sie befriedigt sind, daß sie im Berufsleben etwas erreicht haben. Dann ist das Mutterwerden ein willkommener Neuanfang und etwas anderes, für das sie hoffen, ihre Fähigkeiten einsetzen zu können.

Eine Frau, die mir schrieb, hatte sich schon zu einer Sterilisation entschlossen. Ihr Partner sprach darüber, Kinder haben zu wollen, doch sie hatte das übergangen und die Bemerkungen »einfach für sentimentale Gefühlsduseleien, die eine neue Beziehung mit sich bringt«, gehalten. Der Eingriff zögerte sich hinaus, weil ihr Arzt in Urlaub ging und sie anschließend eine wichtige Konferenz hatte. In dieser Zeit entstand in ihr das Gefühl, daß ein Kind mit diesem Partner zu bekommen, eine »gemeinsame Angelegenheit bedeutete, und nicht, daß ich als Frau für irgendeinen Mann eine Dynastie gründete«. Sie entschloß sich für ein Kind, obwohl die beiden Partner nicht zusammenleben und das auch in Zukunft nicht vorhaben.

Geplant ist, daß das Baby die ersten zwei Monate bei seiner Mutter verbringt, wobei der Vater die meiste Zeit ebenfalls dort ist, und dann in die Wohnung des Vaters umzieht.

Neue Verantwortung

Für manche Frauen ist es ein Schock, daß sie das Selbstvertrauen verlieren, das sie als Lehrerin oder zum Beispiel im Geschäftsleben hatten, wenn sie sich der Verantwortung für ein Baby gegenübersehen, und sie müsssen einen ganz neuen Weg für sich finden.

Die 42jährige Delia war eine sehr fähige Sozialarbeiterin gewesen, die den Umgang mit desorientierten Heranwachsenden, verzweifelten Müttern, sozialen Außenseitern und senilen alten Menschen gewohnt war. Sie war erstaunt über ihre Verletzlichkeit und ihre ständigen Stimmungsschwankungen in der Klinik nach der Geburt ihres Babys: »Wie *konnte* ich mich nur so herumkommandieren lassen? Und warum machten die von allen Seiten auf mich einstürmenden widersprüchlichen Ratschläge mich so fertig?« Und als sie sich auch während des ganzen ersten Jahres nach der Geburt des Babys weiterhin völlig unzulänglich fühlte und voller Ängste war, wurde ihr klar, daß sie unter einer chronischen Postpartum-Depression litt. Es war ihr ein Bedürfnis, darüber zu reden und jemanden anrufen zu können, der sie aufrichtete, wenn sie sich besonders verlassen fühlte. Als sie diese Möglichkeit hatte, konnte sie diese Erfahrung durchstehen und ist davon überzeugt, daß sie etwas über sich gelernt hat. Sie war nicht der unbesiegbare, immer zum Geben bereite Mensch, als der sie sich ausgegeben hatte. Es gibt Zeiten, zu denen sie ebenso *nehmen* wie auch geben muß, und sie kann jetzt loslassen und auch von anderen etwas annehmen.

Andere Frauen bekommen hauptsächlich deshalb erst in diesem Alter ein Kind, weil sie das Gefühl haben, mit nichts jemals wirklich erfolgreich gewesen zu sein und hoffen, daß sie wenigstens das können. Auch wenn es vielleicht den Anschein hat, als

ob sie von vornherein zum Scheitern verurteilt sind und das eine der schlechtesten Voraussetzungen für ein Kind ist, haben fast alle, die mir über diese emotionale Entwicklung berichtet haben, das Gefühl, daß sie sich selbst besser kennengelernt und zu einer neuen Reife und Sicherheit gefunden haben. Vielleicht hatten sie zu dem Zeitpunkt, als sie begannen, Selbstvertrauen zu entwikkeln und den Mut aufzubringen, aufgrund ihrer eigenen Lebenserfahrungen Entscheidungen zu treffen, diesen Schritt bereits vollzogen, und die Schwangerschaft war eine Bestätigung und nicht der Anlaß hierzu.
Sue zum Beispiel bezeichnete sich als »gescheiterte Akademikerin«. Ihrem ersten Partner gegenüber, der selbst Akademiker war, hatte sie sich wegen ihres Berufs als Kindergärtnerin immer ein wenig entschuldigt. Sie bekamen ein Kind, doch sie fühlte sich zwischen ihrem Beruf und der Versorgung hin- und hergerissen und hatte Schuldgefühle, weil sie sich nicht ganztägig um ihr Kind kümmerte. Sie waren in ihrer Beziehung unglücklich und trennten sich. Vor vier Jahren, als ihre Tochter sechs war, zog sie mit Dan, ebenfalls einem Akademiker, zusammen. Sie gab ihren Beruf auf, als sie ein Kind erwarteten. Trotzdem sie es als statusmindernd empfindet, »nur Mutter« zu sein, wenn sie mit feministisch eingestellten Freundinnen zusammen ist, die ihre Mutterpflichten schon hinter sich oder nie welche übernommen haben, gesteht sie ein, daß das Baby für sie eine »Befreiung« von dem »Rechtfertigungszwang« bedeutet, und das war etwas, das sie schon immer vorhatte, wobei ihr jedoch das nötige Selbstvertrauen fehlte, um das zuzugeben. Das wichtigste für Sue ist wahrscheinlich, daß sie sich bei der Versorgung des Babys nicht alleingelassen fühlt, als wäre das eine Aufgabe, die nur sie erfüllen könnte und für die angeborener »Mutterinstinkt« ausreicht. Dan beteiligte sich an allem, auch nachts, und hat sich fast ebenso auf das Kind eingelassen wie sie selbst. Weil er das nicht für untergeordnete Arbeit hält, braucht sie sich in ihrer Rolle als Mutter nicht zu rechtfertigen.

Gründe für eine Schwangerschaft

Manche Schwangerschaft ist heutzutage deshalb entstanden, weil die Frau eine befriedigende Berufstätigkeit sucht und bei der gegenwärtigen Wirtschaftslage keine findet. Aus der Frustration heraus, keine Stelle zu bekommen, entscheidet sie sich für ein Baby, quasi als zweitbeste Lösung. In der ersten Zeit geht das vielleicht, doch wenn das Kind in die Schule kommt, ist das Problem wieder da. Sie hat zusätzliche finanzielle Verantwortung und ist stärker ans Haus gebunden. Das Baby hat ihr die Überbrückung einer schwierigen Zeit ermöglicht, doch steht sie dann erneut vor der gleichen Schwierigkeit.

Ein Grund dafür, die Entscheidung für ein Baby hinauszuschieben, kann darin bestehen, daß einer der Partner oder beide aus zerrütteten Familienverhältnissen stammen und dieses Elend nicht fortsetzen möchten. Eine Frau berichtete mir zum Beispiel: »Meine eigene Familie hat mir ein schlechtes Beispiel für persönliche Beziehungen gegeben, und das Versagen meiner Eltern schien mir auch für mich unausweichlich«. Solche Beeinträchtigungen in der emotionalen Entwicklung können dazu führen, daß keiner der beiden Partner sich sicher ist, ob es überhaupt richtig ist, Kinder zu haben. Gewöhnlich gewinnt ein Partner durch die Liebe des anderen im Lauf der Jahre an Selbstvertrauen, und das Gespür dafür, daß jetzt der richtige Zeitpunkt gekommen ist, sich gemeinsam auf das Abenteuer des Elternseins einzulassen, entsteht aus einem Gefühl der Befriedigung durch die Partnerbeziehung. Wenn sie nicht vorhanden ist, fühlt sich wahrscheinlich keiner von beiden jemals bereit für ein Kind. Jane wartete aus diesem Grund damit, bis sie fast 40 war, doch jetzt ist sie »begeistert« davon, Kinder zu bekommen. »Es ist«, meint sie, »als wäre ich zu einer neuen Religion übergetreten!«

Manche Frauen geben zu, aus egoistischen Gründen ein Baby oder ein weiteres Kind zu bekommen. »Wenn andere das als Grund angegeben hätten«, gibt Geraldine zu, »hätte ich sie für verrückt gehalten. Es war völlig irrational. Ich war sehr deprimiert, konnte unser Haus nicht ausstehen, hatte keine Lust, irgendetwas daran zu tun oder etwas daran zu verändern.« Ihre drei Kinder waren in der Schule, und ihr Mann ging ganz und gar in seiner Beamtenlaufbahn auf. »Ich wollte wieder ganz für die Familie da sein. Ich spürte, daß ich mich von ihr entfernte und dachte, ich könnte die glückliche Zeit am Anfang unserer Ehe ein wenig wiederaufleben lassen.« Man kann sich leicht vorstellen, was manche Eheberater zu solchen Gründen, ein Kind zu bekommen, sagen würden. In Wirklichkeit können Babys keine gescheiterte Ehe kitten, oder es müssen, wenn es aus dieser Hoffnung heraus zu einer Schwangerschaft gekommen ist, zumindest andere Dinge zwischen den Partnern passieren, bevor ein neuer Anfang möglich ist. Zum Glück nahmen sowohl Geraldine wie auch David die Herausforderung an. Nach einem fürchterlichen ersten Jahr nach der Geburt, in dem sie niedergeschlagen war und ständig schwarze Wolken über sich schweben sah, sprachen sie über ihre Angelegenheiten wie bisher noch nie und stellten ihr gemeinsames Leben radikal um. Er kündigte seine Stelle, die hohe Anforderungen an ihn gestellt und dazu geführt hatte, daß er die Kinder nur am Wochenende sah, und suchte sich eine andere. Dadurch war es Geraldine möglich, ihr Studium abzuschließen, und er konnte sich einen Tag pro Woche der Familie widmen und sich außerdem allgemein mehr um alle vier Kinder kümmern. Endlich kommt sie sich wieder wie ein Mensch vor und hat erfahren, daß »es nur allzu leicht ist, in eine passive Abhängigkeit zu geraten«. Sie war sich in dieser Rolle unentbehrlich vorgekommen, doch jetzt merkt sie, daß »sie nichts für ihre Kinder tut, was sie nicht entweder ebensogut selbst können oder jemand anderer tut es für sie«. Das ist »befreiendes Wissen«, es gibt ihr die Freiheit, mit ihnen als eigene Persönlichkeiten gern zusammen zu sein und sie nicht als Objekte zu sehen, die bedient werden müssen. Die Belastung, in einer so unglücklichen Beziehung, wie diese es war, ein Baby zu bekommen, läßt sich konstruktiv umsetzen, damit ein Paar aus den eingefahrenen Gleisen herauskommt, doch müssen sie in der Lage sein, diese Erfahrung für sich zu nutzen und die Dinge nicht einfach passieren zu lassen, sondern sie zu *verändern*.

Neue Abhängigkeiten

Für eine Frau, die sehr stark in ihrem Beruf engagiert war, bringt eine Schwangerschaft jedoch eine neue Abhängigkeit, in der sie möglicherweise schwelgen und es genießen kann, geschätzt zu werden. Sally hatte einen anstrengenden Job in der Werbebranche und meint, daß Kinder etwas waren, »was Freundinnen passierte«. Ihre erste Ehe ging in die Brüche. Mit 35 heiratete sie ein zweites Mal und gründete eine Familie: »Ich genoß es, von allen ganz besondere Aufmerksamkeit zu bekommen«. Dieses Selbstwertgefühl ist nach der Geburt ihrer zwei Kinder bestehen geblieben, hauptsächlich deshalb, weil ihr Mann sich an allem »fürsorglich beteiligt«. Bei anderen Frauen wird das in der Schwangerschaft erlangte Selbstwertgefühl sehr schnell erschüttert, wenn sie ihr Kind in sozialer Isolation versorgen müssen. Sehr bald haben sie das Gefühl, daß ihre Stärke und damit ihr Selbstgefühl schwinden.

Eine andere Frau, die es begrüßte, von einem Vorgang »vereinnahmt« zu werden, dem sie sich vertrauensvoll überließ, meinte, daß sie in ihrer beruflichen Laufbahn »immer am Ball gewesen« war, »zwanzig Jahre lang konnte ich mein Leben frei selbst gestalten und meine Zeit mit dem verbringen, was mir Spaß machte«, und jetzt bedeuteten Schwangerschaft und Geburt erstmals, daß »mir etwas aus den Händen genommen wurde ... ich benutzt wurde«. Sie genoß es, auf neue Art und Weise mit ihren Gefühlen in Kontakt zu sein und zu spüren, daß das Leben sich *durch* sie ausdrückte, während sie sich die Flexibilität aneignete, seine Herausforderung anzunehmen.

Viele Frauen sagen, daß die Schwangerschaft auch ein Gefühl des Einsseins mit der Schöpfung brachte, auch wenn sie sich vielleicht nie als religiös oder mystisch veranlagt empfunden haben. Eine Frau beschrieb ihre Überschwenglichkeit in der Schwangerschaft als das Gefühl, neues Leben hervorzubringen, Teil einer universellen Überlieferung zu sein.

Durch ein Kind werden auch die Vorstellungen anderer von einem selbst verändert. »Die männlichen Arbeitskollegen«, berichtet eine Frau, »scheinen mich jetzt in einer anderen Rolle zu sehen. (Vielleicht wirke ich jetzt nicht so bedrohlich!) Die ganze Zeit strahlen sie mich versonnen an und reden über ihre Kinder.« Sie genoß diese unterschiedliche Wahrnehmung ihrer selbst bei den Menschen, mit denen sie laufend zu tun hatte.

Gewöhnlich drücken wir solche Freuden nicht mit Worten aus, und wahrscheinlich hören sie sich dann auch unbedeutend an, doch für jeden, ob Frau oder Mann, der damit beschäftigt war, Dokumente zu erstellen oder anderen, die das Gleiche tun, Geschäftsbriefe zu schicken, bekommt das Leben eine ganz neue Bedeutung, wenn sie ein Kind erwarten oder Eltern geworden sind.

So scheint es Shelley ergangen zu sein, die Revuegirl und dann Stewardess war. Als sie einen sehr viel älteren Mann heiratete und sich die Spirale herausnehmen ließ, wurde sie kurz darauf schwanger. Es war keine Zeit geblieben, bewußt über die Auswirkungen auf ihre Beziehung nachzudenken oder darüber, warum sie schwanger werden wollte. Doch rückblickend meint sie:

Ganz bestimmt hätten wir uns scheiden lassen, wenn Josh nicht gekommen wäre. Für mich wäre unsere Ehe wie eine langandauernde Verabredung gewesen, und ich hätte mich irgendwann aus dem Staub gemacht, wie bei vielen früheren Freunden auch. Was für ein Glück, daß ich da nicht so leicht heraus konnte, denn jetzt ist mir klar, was für einen wunderbaren Mann ich habe, und oft macht mir mein Glück Angst.

Es gibt jedoch auch ein anderes passives Akzeptieren der Schwangerschaft, das eher einen negativen Aspekt hat. Das ist der Gemütszustand, in dem eine Frau eine Abtreibung vorhat, weil sie das Kind nicht will, sich dem Eingriff jedoch nicht gewachsen fühlt. Ann berichtet, daß sie erschrocken und zutiefst entsetzt war, als sie mit 41 erfuhr, daß sie schwanger war. Sie ging zu einer Beratungsstelle, um eine Abtreibung in die Wege zu leiten, war jedoch zu durcheinander und unentschlossen, um sie wirklich machen zu lassen. Mehrere Wochen weigerte sie sich, die Tatsache anzuerkennen, daß sie schwanger war, doch »als sich das nicht mehr umgehen ließ, geriet ich in eine schwere Depression, saß stundenlang in einem großen Lehnstuhl wie ein Hamster im Nest«. Die innere Wut, die sie empfand, hielt die ganze Schwangerschaft an, doch als sie mit den Vorsorgeuntersuchungen begann und andere offensichtlich um das Baby bemüht waren, bekam sie das Gefühl, der Sache gewachsen zu sein. In gewisser Weise gab sie ihre emotionale Verbindung zum Baby ab. Glücklicherweise konnten sie sich ein Kindermädchen leisten, und sie kehrte sehr bald in ihren Beruf zurück. Jetzt mit 55 meint sie: »Mein Mann hat sehr viel Freude an ihr. Und ich – ich liebe sie zwar, aber manchmal wünschte ich, daß da zu Hause kein Kind wäre.« Das klingt, als würden sowohl Ann wie auch ihre Tochter auf etwas verzichten, doch vielleicht gab es keine andere Möglichkeit.

Eine schmerzliche Sehnsucht

Eine Frau setzt vielleicht nach vielen Jahren die Pille ab oder gibt ihren Beruf auf, um sich endlich ganz auf eine Schwangerschaft einzustellen und entdeckt dann, daß bei ihr Subfertilität (eingeschränkte Fruchtbarkeit) besteht und es schwierig ist, zu empfangen oder eine Schwangerschaft aufrechtzuerhalten. Manchmal ist das der Grund, weshalb eine Frau erst mit 40 ein Kind bekommt, und dem sind langwierige Tests und Untersuchungen vorausgegangen. Der Wunsch nach einem Baby wird zur alltäglichen Realität, jede Regelblutung ist wie eine Fehlgeburt, und das Paar befindet sich unter dem ständigen Druck, den Eisprung und den richtigen Zeitpunkt des Geschlechtsverkehrs unabhängig von ihren spontanen Gefühlen herauszufinden. Die Belastung kann so unerträglich werden, daß die Beziehung selbst spannungsgeladen wird. Manchmal bleibt eine Regelblutung gerade lange genug aus, um bei der Frau das Gefühl entstehen zu lassen, daß es dieses Mal ganz bestimmt geklappt haben muß, doch dann spürt sie die nur allzu vertrauten Anzeichen der beginnenden Menstruation.

Susan gab ihren Beruf mit 35, ein Jahr nach ihrer Heirat auf, um bessere Chancen für eine Empfängnis zu schaffen. Zwei Jahre darauf bekam sie einen Anruf von ihrem Arzt, daß ihr Schwangerschaftstest positiv sei, doch ein paar Stunden danach verlor sie das Baby. Darauf folgte eine Scheinschwangerschaft, bei der zahlreiche Anzeichen für eine Schwangerschaft auftraten, einschließlich Ausbleiben der Periode, Anschwellen der Bauchdecke, Übelkeit und Erbrechen und von ihr fälschlicherweise als Kindsbewegungen gedeuteten Empfindungen. Es war ein psychischer Trick, um ihren Körper den leidenschaftlichen Wunsch nach einem Kind ausleben zu lassen. Als Folge davon war sie danach jeder möglichen Schwangerschaft gegenüber sehr skeptisch, und als sie 40 wurde, traf sie den festen Entschluß, jeden Gedanken an eine Schwangerschaft aufzugeben und trat eine 30 km lange Wanderung an. Einen Tag später wurde sie schwanger. Sie hatte das Gefühl, als habe sie durch dieses körperliche Sich-Freilaufen von der Vorstellung, ein Kind zu bekommen, ihren Körper zum Schwangerwerden freigemacht.

Für viele Paare scheint das Schwangerwerden leichter zu sein, wenn sie im Urlaub sind, weit weg vom normalen Alltag. Victoria und Tom verbrachten ihren Urlaub auf einer griechischen Insel zusammen mit anderen Paaren, die kleine Kinder hatten. »Wir schauten den beiden entzückenden kleinen Mädchen am Bootssteg zu. Er kam ins Grübeln, und unter dem Einfluß der Sonne, der Urlaubsstimmung und einer Flasche Retsina meinte ich: »Warum bekommen wir nicht noch eins oder zwei, ehe ich zu alt werde?« Ein anderes Paar machte in Portugal Urlaub, und sie verlor dort ihre Pillenpackungen. Sie entschieden sich dafür, keine neuen zu besorgen. Wieder andere waren mit einem Zigeunerwagen in Norfolk unterwegs, und an den langen, dunklen Abenden, als es sonst nichts zu tun gab, liebten sie sich, kamen zu der Erkenntnis, daß sie gerne ein Kind hätten und liebten sich weitere Male!

Beim Lesen all dieser Berichte denken Sie vielleicht, daß keine dieser Frauen Ähnlichkeit mit Ihnen hat, und daß ihre Gründe, mit über 30 ein Kind zu bekommen, ganz andere und vielleicht sehr viel komplexere sind. Wie dem auch sei, es hilft auf jeden Fall, wenn Sie sich fragen: Weshalb möchte ich dieses Kind? Nicht damit Sie schnell eine Antwort finden oder ganz genau wissen, warum, sondern, weil erhöhtes Selbstgewahrsein und ein Verständnis auch jener Aspekte unserer selbst, die nicht so begrüßenswert sind, es uns ermöglichen könnten, bessere Mütter und psychisch ausgeglichener zu sein.

2 Die geplante Schwangerschaft

Eine geplante Schwangerschaft ist bei Frauen, die ihr erstes Kind mit über 30 bekommen und bei vielen, die spät ein Baby erwarten, das übliche. Oft haben sie lange die Pille genommen, manchmal seit ihrer Teenagerzeit, und sie entscheiden sich bewußt dafür, sie abzusetzen und schwanger zu werden.
Doch seien Sie vorsichtig, setzen Sie nicht einfach die Pille ab und hoffen Sie auf eine Schwangerschaft. Wenden Sie für drei Monate eine andere Verhütungsmethode (zum Beispiel Kondome) an, damit die Möglichkeit, daß sich zum Zeitpunkt der Empfängnis noch Pillenhormone in ihrem Kreislauf befinden, so gut wie ausgeschlossen ist. Orale Empfängnisverhütungsmittel wirken auf den gesamten Organismus. Jede Zelle Ihres Körpers ist davon betroffen. Sie müssen ihm genügend Zeit für eine Rückkehr zum Normalzustand lassen. Künstliches Progesteron, der Hauptbestandteil der Minipille, kann beim weiblichen Fötus zu Vermännlichung führen, wenn es während der Schwangerschaft genommen wird.[1] Fehlgeburten und Geburtsfehler kommen ebenfalls häufiger vor.[2,3,4]

Die Pille und Ihre Ernährung

Durch die Pille wird die Aufnahme von Vitamin B vermindert. Wenn Sie schwanger werden wollen, ist es also sinnvoll, darauf zu achten, daß Ihre Ernährung sehr viel Vitamin B enthält. Dafür sind Leber, Hering und Lachs, ungeschälter Reis, Walnüsse, Erdnüsse, Weizenkeime und Vollkornprodukte (wie zum Beispiel Brot und Getreideflocken), Hefe und dunkler Sirup geeignet. Jedoch sollten Sie Leber besser meiden, denn manchmal bekommen Tiere Östrogene zum Mästen, und das bedeutet, daß Sie mit dem Fleisch unweigerlich mehr Hormone aufnehmen.

Wenn Sie die Pille nehmen, vermindert das die Vitamin C-Aufnahme, was zu einer verringerten Eisenverwertung führen und die Synthese einiger natürlicher Hormone stören kann. Frisches Obst, rohes Gemüse und in der Schale zubereitete Kartoffeln liefern Vitamin C am besten. Ein großes Glas frischer Orangensaft (nicht aus Konserven oder tiefgekühlt) täglich sorgt für eine gute Grundlage. Alle grünen Gemüse einschließlich Petersilie, Broccoli, Rosenkohl und Paprika enthalten viel Vitamin C. Bei Früchten ist besonders viel in Schwarzen Johannisbeeren.

Frauen, die die Pille nehmen, mangelt es gelegentlich an Folsäure. Durch alkoholische Getränke wird die Absorption noch weiter verringert. Es ist vermutet worden, daß zu wenig Folsäure Ursache einiger Geburtsfehler einschließlich Spina bifida sein kann. Essen Sie täglich einige sehr folsäurehaltige Nahrungsmittel: Spargel, Spinat, Kleie, Vollkornbrot und Getreideflocken, alle getrockneten Bohnen und Hefe. Auch in Leber ist Folsäure enthalten, doch aus oben genanntem Grund möchten Sie vielleicht lieber darauf verzichten. Einem Zinkmangel kann durch ein Glas Milch täglich abgeholfen werden, denn Zink wird dem Viehfutter beigegeben. Auch in frisch geerntetem Gemüse, besonders in Erbsen, und in Vollkornbrot und Getreideflocken ist Zink enthalten. Verwenden Sie bei der Zubereitung von Gemüse so wenig Kochwasser wie möglich. Auch der Geschmack bleibt dadurch besser erhalten. Verwenden Sie das Kochwasser als Brühe. Manche Frauen, die die Pille nehmen, haben Magnesiummangel. Auch Magnesium ist in Milch, Nüssen und Vollkornprodukten enthalten.

Nur in seltenen Fällen ist es notwendig oder ratsam, Vitaminpräparate zu nehmen, so populär das auch, besonders in den USA, sein mag, wo sogar eine »Pillenpille« hergestellt wird, um solchen Wirkungen der Pille zu begegnen. Zuviel Vitamine und Mineralien, besonders wenn sie wie Vitamin A und D im Körper gespeichert werden, können mehr schaden als nützen. Vermeiden Sie vor allem Vitamin A-Präparate, wenn Sie die Pille genommen haben, denn eine Übervitaminisierung kann mit Geburtsfehlern verbunden sein, und der Vitamin A-Spiegel erhöht sich bei Frauen, die die Pille nehmen, um 30 bis 80 Prozent. Es dauert bis zu drei Monaten, bis sich dieser Wert wieder eingependelt hat.[5] Eine nährstoffreiche und ausgewogene Ernährung ist die beste Vorbeugung gegen Vitaminmangel.

Absetzen der Pille

In manchen Untersuchungen ist zwar festgestellt worden, daß die Fruchtbarkeit durch jahrelange Pilleneinnahme vermindert wird, doch neuere Forschungsergebnisse zeigen, daß es bei der Mehrzahl der Frauen ohne Schwierigkeiten zu einer Empfängnis kommt. Vielleicht sind diejenigen, bei denen das nicht der Fall war, schon immer unfruchtbar gewesen, ohne es zu wissen. Manchmal wird eine Frau Anfang 40 auch deshalb nicht schwanger, weil ihre Menopause schon früh eingesetzt hat und in ihren Eierstöcken keine zur Reifung bereiten Follikel vorhanden sind. Wenn Sie mit der Pille aufgehört haben und es nicht zu einer normalen Menstruationsblutung kommt, dann prüfen Sie, ob Ihre Kalorienversorgung ausreichend ist. Es hat sich erwiesen, daß Unterernährung die Fruchtbarkeit verringert. Unterernährung ist die Hauptursache für Amenorrhö (Ausbleiben der Regel) und Aussetzen des Eisprungs. Andererseits kann es bei manchen Frauen lange dauern, bis ihr Körper die Pillenhormone abgebaut hat, so daß sie etwa ein Jahr lang unfruchtbar sind. Manche haben während dieser Zeit auch keine Regelblutung. Aber auch wenn Sie ihre Regel haben, bedeutet das nicht unbedingt, daß es regelmäßig zu einem Eisprung kommt.

Wenn nach drei Monaten nach Absetzen der Pille Ihre Periode regelmäßig ist und Sie merken, daß Ihre Brüste in dieser Zeit größer werden, dann können Sie davon ausgehen, daß Sie einen Eisprung haben. Wenn Sie vor Einsetzen der Periode Spannungen spüren, spricht das ebenfalls dafür. Wenn Sie eine Spirale hatten, die Sie entfernen ließen, um schwanger zu werden, sind Sie möglicherweise anämisch. Bei Frauen, die eine Spirale haben, ist Anämie aufgrund von starken Menstruationsblutungen fünfmal so häufig als bei Frauen, die andere Verhütungsmethoden anwenden.[6] Wenn Sie, unabhängig davon, ob Sie eine Spirale hatten oder nicht, schon immer sehr starke Blutungen hatten, dann können Eisenpräparate vor Beginn der Schwangerschaft angebracht sein. Das kann Ihnen Ihr Arzt nach einer einfachen Blutuntersuchung sagen. Warten Sie mit der Eisentherapie nicht bis zum Beginn der Schwangerschaft.

Folsäure

Es gibt eine Situation, in der es ratsam ist, ein Multivitaminpräparat, das auch Folsäure enthält, einzunehmen, unabhängig davon, ob Sie die Pille genommen haben oder nicht. Sie ist gegeben, wenn Sie oder jemand in Ihrer nahen Verwandtschaft schwanger war und beim Fötus eine Anomalität des Zentralnervensystems – Spina bifida oder Anenzephalie – festgestellt wurde. Wenn eine Frau bereits ein Kind mit einer Fehlentwicklung des Zentralnervensystems bekommen hat, ist die Wahrscheinlichkeit einer ähnlichen Fehlbildung bei einem weiteren Kind verzehnfacht. In Liverpool[7] und Wales[8], beides Gebiete, in denen diese Fehlbildungen besonders häufig auftreten, wurden Untersuchungen mit Frauen durchgeführt, die schon derart behinderte Kinder zur Welt gebracht oder einen Schwangerschaftsabbruch vorgenommen hatten, weil der Fötus nicht normal entwickelt war. Es ergab sich, daß die Einnahme von zusätzlichen Vitaminen und Folsäure in Kapselform drei Monate lang *vor* der Schwangerschaft und in den ersten zwei oder drei Schwangerschaftsmonaten das Auftreten dieser Schädigung bedeutend vermindert. Es besteht gewisse Uneinigkeit darüber, ob die Vitamine oder die Folsäure die meiste Wirkung zeigen, und welches im Fall der Vitamine die wichtigsten sind. Auch wenn Sie das Gefühl haben, zuviel des Guten zu tun, es lohnt sich, Kapseln zu nehmen, die die Vitamine A und D, Thiamin, Riboflavin, Pyridoxin, Nikotinamid, Askorbinsäure (Vitamin C), Eisensulfat und Kalziumphosphat enthalten. Dreimal täglich eine Kapsel oder Tablette ist die normale Dosis. Es bringt keinen Vorteil, mehr zu nehmen. Selbstverständlich werden Sie außerdem Alpha-Feto-Protein-Tests vornehmen lassen, und wenn die AFP-Werte hoch sind und Sie bereit wären, bei einer Fehlbildung des Fötus einen Abbruch durchführen zu lassen, dann lassen Sie als nächsten Schritt am Ende des vierten Schwangerschaftsmonats eine Fruchtwasseruntersuchung (Amniozentese) durchführen (siehe Kapitel 3). Diese Art von Vorkehrungen können eine Menge dazu beitragen, damit Sie während der ganzen Schwangerschaft weniger Ängste haben.

Rauchen

Wenn Sie rauchen, selbst wenn es nur ab und zu ist oder sich nur um ein paar Zigaretten täglich handelt, dann hören Sie schon längere Zeit vor der Schwangerschaft damit auf. Rauchen erhöht die Gefahr einer Fehlgeburt, einer Frühgeburt und eines untergewichtigen Babys (dessen Größe nicht der für die jeweilige Schwangerschaftswoche vorausberechneten entspricht) aufgrund einer unzureichenden Plazentafunktion. Wenn eine Schwangere sich eine Zigarette anzündet, erhöht sich der Herzschlag ihres Babys. Neuere Untersuchungen zeigen, daß bei einer Raucherin selbst der *Gedanke,* sich eine Zigarette anzuzünden, Auswirkungen auf den fötalen Herzschlag hat. Als Vorbereitung auf das Atmen nach der Geburt übt der Fötus Atembewegungen. Wenn die Mutter raucht, verringert sich die Sauerstoffmenge, die Bewegungen sind nicht mehr rhythmisch und der Fötus scheint förmlich nach Luft zu ringen. Es können Langzeitfolgen für das Kind auftreten. Kinder von Frauen, die in der Schwangerschaft geraucht haben, sind im Alter von sieben mit dem Lesen und einigen anderen Fähigkeiten hinter anderen etwas zurückgeblieben. Das Rauchen in der Schwangerschaft bietet nur einen Vorteil, und der ist zweifelhaft: Bei einer Raucherin kommt es nicht so leicht zu einer Präeklampsie. Das ist eine in der Schwangerschaft auftretende Erkrankung, deren Symptome erhöhter Blutdruck, Albumin (Eiweiß) im Blut und Wasseransammlungen sind. Wenn sie diese Krankheit jedoch *bekommt*, dann heftiger als eine Nichtraucherin, und für den Fötus sind die Folgen schlimmer.[9,10,11]

Auch der Vater des Babys sollte vor der Schwangerschaft mit dem Rauchen aufhören. In Deutschland durchgeführte Untersuchungen haben ergeben, daß chemische Gifte im Tabak zu anomalem Sperma führen können.[12] Auch sollten Sie nicht verräucherte Luft atmen müssen. Über die Gefahren dieses »passiven Rauchens« besteht Unklarheit. Wenn jedoch irgendein Risiko für die Gesundheit des Babys damit verbunden ist, würden viele Mütter es vermeiden, den Rauch anderer Leute einzuatmen. Leider gilt es nicht als höflich oder fair, Freunde und Arbeitskollegen darum zu bitten, ihre Zigarette auszumachen. Am Anfang der Schwangerschaft, wenn Sie noch niemandem etwas gesagt haben, kann es Sie in Verlegenheit bringen. Doch manchen Schwangeren bleibt gar nichts anderes übrig, weil der Geruch von Zigaretten Übelkeit bei ihnen auslöst. Auch wenn Sie selbst früher geraucht haben, dreht sich Ihnen in den ersten drei Schwangerschaftsmonaten vielleicht der Magen um und Sie fühlen sich zum Beispiel in einem Lokal wie in einer Falle, wenn andere am Tisch sich eine Zigarette anzünden. Natürlich können Sie sich dann immer noch über die Teller Ihrer Bekannten beugen und sagen: »Ich bin schwanger, und bei Zigarettenrauch wird mir schlecht.«

Obwohl sich das Geburtsgewicht des Babys durchs Rauchen um 100 bis 200 Gramm verringert, haben Raucherinnen aus der Mittelschicht glücklicherweise oft recht große Babys. Am ehesten leidet unter dem Rauchen der Mutter das Baby, das noch aus anderen Gründen gefährdet ist, dessen Wachstum in der Gebärmutter etwa durch eine weitere Störung behindert ist oder das indirekt Opfer der sozialen Bedingungen ist, unter denen seine Mutter leben muß. Manche Frauen sind so sehr abhängig vom Rauchen, daß sie es sich ohne ernsthafte Belastungen nicht abgewöhnen können. Wenn Sie jedoch die Wahl haben, dann meiden Sie zum Wohl Ihres Babys das Rauchen.

Einige Frauen, die zu Beginn der Schwangerschaft das Rauchen aufgegeben haben, fangen wieder damit an, wenn sie auf das Ergebnis der Fruchtwasseruntersuchung (siehe Kapitel 3) warten. Andere, die nur wenig geraucht haben, werden plötzlich unter der Belastung, bis sie erfahren, ob mit dem Baby alles in Ordnung ist, zu starken Raucherinnen. Wenn Sie sich das schon im voraus klar machen, sind Sie vielleicht nicht so schnell bereit, sich die erste Zigarette anzuzünden.

Alkohol

Starker Alkoholkonsum ist für das Baby gefährlich. Jetzt ist jedoch festgestellt worden, daß manche Frauen in der Schwangerschaft überhaupt keinen Alkohol unbedenklich trinken können. Durch Alkohol kann, selbst wenn es nur ein bis zwei Drinks pro Woche sind, das Geburtsgewicht des Babys verringert werden, die Risiken einer Fehlgeburt können zunehmen. Zahlreiche Untersuchungen hierüber erfolgten jedoch retrospektiv, und es können auch andere Faktoren sein, zum Beispiel Streß, schlechte Ernährung und Rauchen, die die Bedingungen für diese Babys verschlechtert haben. Jedenfalls ist bekannt, daß Frauen, die rauchen, wahrscheinlich auch trinken und daß starke Raucherinnen auch dazu neigen, viel zu trinken.
In den USA ist das fötale Alkoholsyndrom[13] bei Babys von Alkoholikerinnen ein wohlbekanntes Phänomen. In Großbritannien tritt es selten auf. Diese Babys sind geistig zurückgeblieben, im Wachstum behindert und haben oft ein anomal entwickeltes Zentralnervensystem und Herzfehler. Sie haben einen charakteristischen Gesichtsausdruck, der durch große Kiefergelenke und ein flaches Nasenbein gekennzeichnet ist.
Von der 12. bis 18. und der 24. bis 30. Woche der Schwangerschaft beeinträchtigt Alkohol das Gehirnwachstum am meisten. Es lohnt sich, vorher darüber nachzudenken und sich darüber klar zu werden, wie man sich verhalten will.

Medikamente

Von manchen Medikamenten ist bekannt, daß sie teratogen wirken (angeborene Mißbildungen hervorrufen). Sie sollten auf keinen Fall eingenommen werden, wenn Sie schwanger werden möchten. Doch gibt es sehr viele andere Medikamente, von denen wenig bekannt ist. Sie können völlig unschädlich sein, oder, je nach Zeitpunkt und Dosierung der Einnahme, schädigende Wirkung auf eines von mehreren tausend oder fünfzigtausend oder hunderttausend Babys haben. Deshalb ist es am besten, überhaupt keine Medikamente einzunehmen, auch keine ohne Rezept erhältlichen Mittel wie Kopfschmerztabletten oder Abführmittel, wenn Sie darauf warten schwanger zu werden. In der Praxis ist das nicht immer möglich, und dann ist es notwendig, bei einem bestimmten Mittel die Vorteile gegenüber den Nachteilen abzuwägen. Dabei kann Ihnen Ihr Arzt behilflich sein. Er hat eine Liste der Medikamente, die auf Empfehlung der Hersteller während der Schwangerschaft nicht eingenommen werden sollten oder über die noch zuwenig bekannt ist, um eine endgültige Aussage zu machen. Wenn Ihnen jedoch etwas verschrieben wird, dann sollten Sie dem jeweiligen Arzt sagen, daß Sie mit dem Gedanken spielen, schwanger zu werden. Außerdem ist es ratsam, alles aus Ihrem Medikamentenschrank zu entfernen, was Ihnen früher einmal verschrieben worden ist. Wenn Sie auf Reisen sind und krank werden, auch wenn es nur eine vom Urlaub bedingte Magenverstimmung ist, dann sagen Sie dem Arzt, daß Sie möglicherweise schwanger sind und fragen Sie, ob die verschriebenen Mittel in der Frühschwangerschaft unbedenklich sind. Das ist etwas, was unbedingt in Sprachführer mit den wichtigsten Redewendungen aufgenommen werden sollte!
In den ersten drei Schwangerschaftsmonaten ist der Fötus am meisten gefährdet, denn in dieser Zeit bilden sich die wichtigsten körperlichen Anlagen. Mitte des dritten Monats nimmt die Plazenta ihre Funktion auf. Sie wird oft als ein Filter bezeichnet, doch in Wirklichkeit ist sie ein Sieb, das viele Stoffe, je nach ihrer Molekülgröße, passieren läßt.

Medikamente, die Sie auf keinen Fall nehmen sollten
(entweder, weil die Risiken die therapeutischen Vorteile überwiegen oder weil es sicherere Alternativen gibt)

Barbiturate (Schlafmittel)
Diaethylstilböstrol (DES)
Ganglienblocker
Jodide und Jod
virale Lebendimpfstoffe (Röteln, Pocken, Masern, Polio und Gelbfieber)

Methotrexat gegen Schuppenflechte
Monoaminooxidase-Hemmer (Antidepressiva)
orale Wirkstoffe, die den Blutzucker senken
orale Progestagene
Tetracycline

Medikamente, die Sie besser meiden

Im ersten Schwangerschaftsdrittel

Antacida (gegen Magensäure wirkende Mittel)
Eisenpräparate
Metronidazol
Acetylsalicylsäure (Schmerzmittel wie z. B. Aspirin®)

Während der gesamten Schwangerschaft

Cotrimoxazol
Diazoxid
Mutterkornpräparate z. B. Ergotamin
Schlafmittel
Propranolol
Prostaglandine-Synthetase-Hemmer
Thiazid-Diuretika (harntreibende Mittel)

Medikamente, die unter ärztlicher Aufsicht eingenommen werden können
(nur bei wirklicher Notwendigkeit)

Aminoglykoside (Antibiotika)
Antigerinnungsmittel
Antithyreoidale Medikamente (Hemmer der Schilddrüsenfunktion)

Zytotoxische Medikamente
Blutdrucksenkende Mittel
Lithiumcarbonat (Antidepressivum)
Corticosteroide (z. B. bei Asthma)

Barbiturate passieren die Plazenta unverzüglich, können sich auf den Flüssigkeitshaushalt des Babys auswirken, einen Kropf hervorrufen und bei Einnahme gegen Ende der Schwangerschaft die Atmung des Babys bei der Geburt beeinträchtigen. Bei dem Medikament DES (Diaethylstilböstrol) hat sich herausgestellt, daß es bei einigen Töchtern von Frauen, die dieses Medikament in der Frühschwangerschaft eingenommen haben, eine besondere Form von Vaginalkrebs hervorgerufen hat. Es war verabreicht worden, um Fehlgeburten zu verhindern, erwies sich jedoch hierfür als wirkungslos. Jodide werden bei Fehlfunktionen der Schilddrüse eingesetzt. Sie passieren die Plazenta und können beim Baby zu Schilddrüsenüberfunktion und Kropfbildung (übermäßige Vergrößerung der Schilddrüse) führen. Manche Hustenmittel enthalten in großen Mengen Jodide.

Durch virale Lebendimpfstoffe kann das Baby angesteckt werden. Dazu gehört die Rötelimpfung. Wenn Sie nicht immun sind und dagegen geimpft werden müssen, verschieben Sie eine Schwangerschaft auf mindestens drei Monate nach der Impfung. Nach der Schluckimpfung gegen Kinderlähmung scheiden geimpfte Kinder den Virus aus und stecken in seltenen Fällen ihre Mütter an. Wenn Sie nicht gegen Kinderlähmung geschützt sind, lassen Sie sich gleichzeitig mit Ihrem Kind impfen. Versichern Sie sich aber vorher, daß Sie nicht schon schwanger sind.

Monoaminooxidase-Hemmer sind psychotrope Medikamente, von denen eine Frau ganz allmählich entwöhnt werden muß, am besten vor Beginn der Schwangerschaft, wenn das nicht geht, möglichst bald danach.

Wenn Sie Diabetikerin sind und ein Kind möchten, dann besprechen Sie das vor Beginn der Schwangerschaft mit Ihrem Facharzt. Reserpin, ein Mittel zur Blutdrucksenkung, sollte während der Schwangerschaft nicht eingenommen werden; es kann den fötalen Herzschlag verlangsamen, die Temperaturregelung nach der Geburt beeinträchtigen und das Baby bei der Geburt benommen machen. Außerdem können die Nasenschleimhäute von Babys, deren Mütter mit Reserpin behandelt worden sind, anschwellen, so daß sie nicht atmen können. Tetracyclin, ein Antibiotikum, gehört zu den Medikamenten, die Sie überhaupt nicht nehmen sollten, weil es eine Gelbfärbung der Milchzähne des Babys bewirken und das Knochenwachstum

hemmen kann. Sulfonamide, die zur Behandlung bakterieller Infektionen wie Eierstockentzündung und Streptokokkeninfektionen eingesetzt werden, hemmen die Folsäuresynthese, werden jedoch schon über Jahre verwendet.
Manchmal wird die Ansicht vertreten, je mehr Eisen man zu sich nimmt, desto besser. Das stimmt nicht, denn die unnötige Einnahme von Eisentabletten kann dazu führen, daß Hämoglobinzellen gebildet werden, die so groß sind, daß sie nicht durch die feineren Blutgefäße des Babys gelangen, dem dann ein Teil des sauerstoffreichen Blutes vorenthalten wird, das es normalerweise erhalten würde. Das routinemäßige Verschreiben von Eisenpräparaten in der Schwangerschaft scheint nicht ratsam zu sein, und oft rufen Eisentabletten in den ersten Schwangerschaftsmonaten Übelkeit hervor und führen während der gesamten Schwangerschaft zu Verstopfung. Finden Sie vor der Einnahme zusätzlicher Eisenpräparate heraus, ob Sie anämisch sind.
Aspirin® und andere acetylsalicylsäurehaltigen Schmerzmittel hemmen die Blutgerinnung und stehen in dem Verdacht, Geburtsschäden hervorzurufen, wenn sie in den ersten Schwangerschaftswochen in hohen Dosen eingenommen werden. Weil sie die Blutgerinnung beeinflussen, kann es beim Neugeborenen zu einer schwer zu stillenden Blutung kommen, wenn in den letzten Wochen vor der Geburt Aspirin® und ähnliches in großen Mengen eingenommen wird.
Antibakterielle Sulfonamide (z. B. Bactrim®, Mittel zur Behandlung von Blasenentzündungen, beeinträchtigen den Folsäurestoffwechsel. Auf keinen Fall sollten sie in den ersten Schwangerschaftswochen genommen werden, und da ihre Unbedenklichkeit nicht erwiesen ist, scheint es ratsam, sie während der gesamten Schwangerschaft möglichst zu meiden. Ergotamin ist in Migränemitteln enthalten. Da es Gebärmutterkontraktionen hervorrufen kann, sollte Migräne mit alternativen Mitteln und vorzugsweise durch Ausruhen in einem abgedunkelten Zimmer behandelt werden, ehe die Symptome unerträglich stark werden können.
Manchmal wird in der Schwangerschaft das Schlafmittel Mogadan® verschrieben. Es passiert die Plazenta und sollte

möglichst nicht eingenommen werden, weil es den Herzschlag des Babys beeinträchtigt. Im Grunde werden dadurch Mutter und Kind unter Drogen gesetzt. Propranolol wird bei Herzkrankheiten verschrieben, doch erreicht es über die Plazenta auch das Baby und kann sich auf dessen Herzschlag auswirken. Manchmal ist die Einnahme notwendig, doch nur bei Herzkrankheit und nicht gegen hohen Blutdruck. Thiazidhaltige Diuretika (harntreibende Mittel) waren besonders in den USA zur Verminderung von Wasseransammlungen sehr populär. Sie wurden dort mit der strikten Einhaltung einer Diät kombiniert, um die Gewichtszunahme in der Schwangerschaft zu verringern. Das ist sehr gefährlich.

Von zahlreichen Medikamenten ist bekannt, daß sie bei Einnahme in hohen Dosen die Netzhaut des Babys schädigen können. Dazu gehört Chloroquin, ein Malaria-Therapeutikum. Chlorpromazin zur Behandlung von psychischen Erkrankungen ist ein weiteres dieser Mittel, doch bei geringen Dosen sind keine Schädigungen beobachtet worden. Diazepam (Valium®) geht durch die Plazenta auf das Baby über und kann bei ihm Atemdepression, geringen Muskeltonus und Trinkschwierigkeiten hervorrufen. Das gleiche ist bei Chlordiazepoxid (Librium®) der Fall. (Dennoch kann die Anwendung dieser drei Mittel gelegentlich notwendig sein.) Lithiumcarbonat passiert die Plazenta, kann den fötalen Flüssigkeitshaushalt verändern und einen Kropf hervorrufen.

Warfarin ist ein Antigerinnungsmittel, das über die Plazenta das Baby erreicht. Wenn es in der Schwangerschaft genommen wurde, sollte es vier Wochen vor dem Geburtstermin durch Heparin ersetzt werden, da es die Blutgerinnung beim Baby verhindert. Heparin dagegen passiert die Plazenta nicht.

Manchmal müssen in der Schwangerschaft bei starkem Asthma Steroide genommen werden, wenn jedoch auch eine andere Therapie wirksam wäre, sollte diese angewendet werden, da Hinweise auf ein zusätzliches Risiko für das Baby vorhanden sind. Auch örtliche und regionale Betäubungsmittel gehen auf das Baby über. Wenn Sie in der Frühschwangerschaft aus irgend-

einem Grund eine Betäubung brauchen, dann sagen Sie dem Arzt oder Zahnarzt, daß Sie möglicherweise schwanger sind.
Die meisten Menschen sind Röntgenuntersuchungen gegenüber vorsichtig und wissen, daß sie krebserregend wirken. Wenn die Möglichkeit besteht, daß Sie schwanger sein könnten oder ein Baby planen und Ihre Periode noch nicht hatten, dann lassen Sie keine Röntgenuntersuchung im Bauch-, Becken- oder Kreuzbereich durchführen. Am größten ist das Risiko für das Baby in den ersten zwölf Schwangerschaftswochen, und wenn das Baby in diesem Zeitraum einer Strahlendosis von 25 Rad oder mehr ausgesetzt war, ist eine Schwangerschaftsunterbrechung anzuraten. Es wird vorgeschlagen, notwendig erscheinende Röntgenuntersuchungen im Beckenbereich bei einer Frau nur in der ersten Hälfte des Menstruationszyklus durchzuführen, für den Fall, daß sie schwanger wird. Doch das Ei kann sowohl in der ersten wie auch der zweiten Hälfte des Zyklus geschädigt werden. Es wird geschätzt, daß nach der zwölften Schwangerschaftswoche das höchstmögliche Risiko für das Baby, an Leukämie zu erkranken, sich in einer Größenordnung von einem bei 500 Kindern bewegt, und wahrscheinlich ist es noch um einiges geringer.
Die Gefahr der Ansteckung mit Toxoplasmose entsteht durch das Säubern des Katzenklos. Überlassen Sie diese Aufgabe jemand anderem, ehe Sie schwanger werden, oder finden Sie eine Möglichkeit, die Tiere so zu versorgen, daß keine Gefahr des Kontakts besteht. Gelegentlich kommt dieser Parasit auch in den Ausscheidungen von Hunden, Kaninchen und Ziervögeln vor. Wenn eine Frau sich direkt mit Toxoplasmose angesteckt hat, kann es zu einer Fehlgeburt kommen, oder es treten bei ihrem Kind verschiedene Geburtsschäden einschließlich Mißbildungen des Gehirns und Hydrozephalus (Wasserkopf) auf. Es kann jedoch auch sein, daß das Kind nicht geschädigt ist, da acht von zehn Babys, deren Mütter daran erkrankt waren, überhaupt keine Symptome zeigten.
Die Risiken einer Rötelnerkrankung in den ersten drei Schwangerschaftsmonaten sind allgemein bekannt, und Mädchen werden im Schulalter gegen Röteln geimpft. Es kann sein, daß

Frauen mit 30 noch nicht gegen Röteln geimpft sind, und manche hatten diese Krankheit vielleicht nicht und haben auch keine Immunität dagegen entwickelt. Zwei oder drei von zehn Babys, deren Mütter in den erstens drei Schwangerschaftsmonaten an Röteln erkrankt sind, sterben entweder oder kommen mit einem Herzfehler auf die Welt, sind blind oder taub. Diese Statistik ist beängstigend, und deshalb wird jeder Frau, die zu Beginn der Schwangerschaft an Röteln erkrankt ist, ein Schwangerschaftsabbruch angeboten.

Das Risiko einer fötalen Schädigung durch Röteln[14]

Schwangerschaftsstadium von der letzten Periode an gerechnet	Risiko schwerer Schädigungen
in den ersten 4 Wochen	33%
5.–8. Woche	25%
9.–12. Woche	9%
13.–16. Woche	4%
17—30. Woche	1%

Einige amerikanische Untersuchungen haben ergeben, daß Saunabäder in der Frühschwangerschaft gefährlich sein können, wenn die Temperatur sehr hoch ist und hoch bleibt.[15,16] Saunabenutzer in Skandinavien steigen nachher immer in kaltes Wasser (oder wälzen sich im Schnee). Jedenfalls sollten aus diesem Grund hohe Temperaturen, ein sehr heißes Bad oder die Bestrahlung mit Bräunungslampen über einen längeren Zeitraum am besten vermieden werden. Ihr eigenes Wohlbefinden ist hierbei wahrscheinlich der beste Gradmesser. Wenn Sie sehr hohes Fieber bekommen und vielleicht schwanger sind, ist es wahrscheinlich besser, zur Fiebersenkung trotz der Nachteile dieses Mittels (siehe S.36) ein Aspirin® zu nehmen, als gar nichts dagegen zu unternehmen. Wenn das Fieber nicht so hoch ist, daß es andere Maßnahmen als sehr viel Flüssigkeit, ein kühles Zimmer und vielleicht eine Eiskompresse im Nacken oder an den Schläfen erforderlich macht, ist es wahrscheinlich das beste, kein Aspirin® zu nehmen. Das entscheiden Sie selbst am besten.

Ihre Lebensweise

Manchmal wird die Meinung vertreten, daß den Frauen solche Informationen nicht zugänglich gemacht werden sollten, weil sie unnötige Ängste hervorrufen. Meine Ansicht ist, daß ich die Fakten zu schätzen weiß, daß es sich um meinen Körper und mein Baby handelt und daß ich Informationen brauche, um die vorgeschlagenen Behandlungsmethoden und Untersuchungen zu verstehen, wenn ich mich wie ein Erwachsener und nicht wie ein Kind verhalten können soll.

Zudem beeinflussen solche Informationen unweigerlich meine Entscheidungen hinsichtlich meiner Lebensweise, der Dinge, die ich täglich mache, und die haben nichts mit medizinischer Behandlung zu tun und sind dem Frauenarzt wahrscheinlich gar nicht bewußt. Teil der Vorbereitung auf ein Baby ist es, meine Lebensweise zu überdenken, damit ich dem neuen Menschenwesen die besten Startmöglichkeiten verschaffen kann.

Frauen machen sich oft Gedanken darüber, wie das mit ihren sportlichen Aktivitäten ist, ob sie das Schwimmen einschränken oder einstellen oder auf Bergsteigen, lange Wanderungen und Farradtouren oder sportliche Leistungen verzichten sollten. Untersuchungen haben ergeben, daß Sie, wenn Sie körperlich fit sind, aller Wahrscheinlichkeit nach die physiologischen Mechanismen entwickelt haben, damit der Fötus die Veränderungen des Kreislaufs und der Atmung tolerieren kann, die bei körperlicher Anstrengung auftreten. Ihr eigenes Befinden wird hierbei wahrscheinlich der beste Wegweiser sein.[17] Die Veränderungen, zu denen es während der Schwangerschaft als Reaktion auf körperliche Anstrengung kommt, sind die gleichen wie bei normalen sportlichen Aktivitäten: erhöhte Herztätigkeit, größeres Herzschlagvolumen, schnellerer Herzschlag und vermehrtes Blutvolumen. Wenn Sie sich wirklich anstrengen, verringert sich der plazentare Blutfluß, doch das Baby erhält aus Ihrem Blut mehr Sauerstoff. Wenn Sie die Anstrengung hinter sich haben, erhält das Baby über die Plazenta mehr Blut als zuvor.

Für zwei essen

Wenn Sie sich vorstellen, was eine Eskimofrau ißt und das mit der Ernährung einer Masai-Frau vergleichen, – beide haben gesunde Babys –, dann wird Ihnen klar, daß sich keine festen Regeln aufstellen lassen. Weder der Walspeck der Eskimos noch die mit Blut vermischte Milch bei den Masai sind ein unentbehrlicher Bestandteil der Ernährung!

Den meisten Frauen jedoch tun zwei eiweißreiche Gerichte pro Tag gut. Nehmen Sie auch reichlich Flüssigkeit zu sich, das regt die Blasen- und Nierentätigkeit an. Sie müssen nicht unbedingt Milch trinken; wenn Sie keine Milch mögen, gibt es andere Möglichkeiten. Früher galt Leber als ideales Gericht für werdende Mütter, um einer Anämie vorzubeugen und sie mit Eiweiß zu versorgen. Doch Leber und Nieren wirken im tierischen Körper wie Filter, und die modernen Methoden der Viehhaltung und der Mast mit hormonhaltiger Viehnahrung zur Erzielung eines schnellen Umsatzes lassen Zweifel an diesem Nahrungsmittel aufkommen. Essen Sie Vollkornbrot und Naturreis anstatt geschälten Reis.

Es ist eine gute Regel, täglich einen Salat als Hauptmahlzeit und einen als Beilage zu essen. Gemüse ergibt zusammen mit Käse, Eiern oder beidem ein gutes Hauptgericht, oder Sie können eine dicke Gemüsesuppe und anschließend Vollkorn- und Roggenbrot mit Käse essen. Kartoffeln sind eine ausgezeichnete Vitamin C-Quelle, wenn sie in der Schale zubereitet werden. Eine gebackene Kartoffel mit Kräuterkäse und Kohlsalat aus feingehacktem Weißkohl mit Äpfeln und Nüssen ergibt eine köstliche Mahlzeit. Essen Sie täglich frisches Obst. Reichlich Vitamin C ist in Orangen, Satsumas, Tomaten und Schwarzen Johannisbeeren enthalten, und da dieses Vitamin im Körper nicht gespeichert wird, müssen Sie es regelmäßig zu sich nehmen.

Meiden Sie minderwertige Nahrungsmittel einschließlich kohlensäurehaltiger Erfrischungsgetränke, Fertigsoßen in Flaschen, Süßigkeiten und Nachspeisen, die ohne Kochen zubereitet werden (lesen Sie sich die Bestandteile durch, dann wissen Sie, warum) und Speiseeis. Süßen Sie Ihre Getränke möglichst wenig und verringern Sie Ihren Zuckerkonsum. Es ist gar keine schlechte Idee, die Küchenschränke auszuräumen und alle raffinierten Nahrungsmittel wie Weißmehl sowie die angefangenen Packungen mit Sachen, die Sie sowieso nicht mögen, hinauszuschmeißen. Verlieren Sie dabei jedoch nicht aus den Augen, daß Sie wahrscheinlich einen Partner haben, der auch seine Vorlieben hat und drastischen Veränderungen Widerstand entgegensetzen könnte. Ein neues Kochbuch mit Rezepten für Vollwertkost, das nicht gleich einen besseren Menschen aus Ihnen machen will, kann für Sie beide eine Inspiration sein, mit neuen Gerichten zu experimentieren.

Wenn ein Mann bisher noch keinen Spaß am Kochen hatte, ist das ein guter Zeitpunkt, damit zu beginnen. Er sollte in der Lage sein, ohne viel Zeitaufwand nahrhafte und appetitliche Mahlzeiten zuzubereiten und nachher wieder aufzuräumen. Ich habe manchmal schon Vorschläge gelesen, wonach eine Frau sich nach der Geburt des Babys darauf einrichten solle, ihre Familie mit Fertiggerichten, Pommes frites und Pizza zum Mitnehmen zu ernähren. Doch ist eine gute Ernährung während der Stillzeit äußerst wichtig, damit eine Frau sich gesund fühlen kann, und auch die anderen Familienmitglieder sollen beim Essen Genuß haben.

Oft ist eine gute Ernährung auch schon lange vorher angezeigt, wenn eine Frau in den ersten Schwangerschaftsmonaten morgens unter Erbrechen leidet und abends benommen ist. Durch schlechte Ernährung wird das noch schlimmer. Eine Möglichkeit, dem abzuhelfen, sind häufige, kleinere nahrhafte Mahlzeiten. Wenn Sie also eine Schwangerschaft planen, sollte dazu vielleicht auch gehören, daß der Mann an einem Kochkurs teilnimmt!

3 Wird das Baby gesund sein?

Einer älteren Schwangeren werden wahrscheinlich zwei Untersuchungen besonders angeraten. Die eine ist der Ultraschall. Dabei werden hochfrequente Schallwellen, die für unser Gehör nicht mehr wahrnehmbar sind, von einem festen Gegenstand (in diesem Fall dem Baby) zurückgeworfen und erscheinen dann als Punkte, die die Umrisse des Babys wiedergeben, auf einem Bildschirm. Wahrscheinlich wird die Frau gebeten, mit voller Blase zu dieser Untersuchung zu kommen, so daß die Gebärmutter aufwärts gedrückt wird. Sie legt sich hin, ihr Bauch wird mit einem Kontaktmittel eingestrichen und mit einem Schallkopf abgetastet. Diese Untersuchung dauert etwa zehn Minuten.

Bei der anderen Untersuchung handelt es sich um die Amniozentese, die Fruchtwasseruntersuchung. Nach einer Betäubungsspritze in den Unterbauch wird mit Hilfe einer Nadel, die durch die Bauchdecke der Mutter in die Gebärmutter eingeführt wird, eine Probe des Fruchtwassers entnommen, von dem das Baby in der Schwangerschaft umgeben ist. Das Fruchtwasser enthält die vom Fötus abgestoßenen Zellen, mit denen wird dann eine Kultur angelegt.

Die Fruchtwasseruntersuchung ist eine Methode, mit der etwa vierzig verschiedene mögliche Fehlbildungen beim Baby festgestellt werden können, unter anderem Spina bifida, eine Spaltbildung der Wirbelsäule, und das Down-Syndrom oder Mongolismus. Heutzutage wird diese Untersuchung unter Ultraschallkontrolle durchgeführt. In vielen Kliniken und Arztpraxen gehören Ultraschalluntersuchungen jetzt zu den Routinemaßnahmen. Mit Schallwellen läßt sich eine Schwangerschaft etwa ab der sechsten Woche feststellen. Neben der Möglichkeit, Fehlentwicklungen festzustellen macht diese Untersuchung die kindlichen Herztöne und Bewegungen sichtbar, zeigt, ob es sich um eine Mehrlingsschwangerschaft handelt und kann bei serienmäßiger Anwendung dazu dienen, das Wachstum des Babys und das Verhältnis zwischen Kind und mütterlichem Becken zu bestimmen. Immer häufiger wird diese Untersuchung jedoch an Stelle von Informationen benutzt, die die Mutter bereits hat und die sie dem Arzt ohne weiteres mitteilen könnte. Tatsächlich scheint in einigen Kliniken grundlegendes Mißtrauen gegenüber allen Beobachtungen der Patienten zu bestehen, und man verläßt sich völlig auf technische Geräte. Die Anwendung dieser Geräte in großem Rahmen aus offensichtlich geringfügigen Gründen (»Wir können ein paar Ultraschalluntersuchungen machen«, meinte ein Arzt, »das ist ganz nett«) kann in Frage gestellt werden. Allein schon weil sie das Gefühl der Frauen verringert, zu wissen, was vor sich geht und die Schwangere zu einem passiven Objekt der Vorsorge wird.

Zwar sind Ultraschalluntersuchungen wahrscheinlich sehr viel sicherer als Röntgenuntersuchungen, doch sollte nicht vergessen werden, daß Röntgenuntersuchungen jahrelang in der Geburtshilfe angewandt wurden, ohne daß man ihre Unbedenklichkeit in Frage gestellt hätte. Erst als sie in einigen Kliniken routinemäßig zur Feststellung der Beckenweite eingesetzt wurden, erkannte man ihre krebserregende Wirkung. Tests über den Ultraschall weisen darauf hin, daß keine versteckten Gefahren bestehen, doch die Zeit kann uns möglicherweise etwas anderes lehren. Wir können ziemlich beruhigt, doch niemals ganz sicher sein.

Dies muß einmal festgestellt werden, obwohl Frauen oft gern einen Ultraschall machen lassen und sogar darauf bestehen. Die Schwangerschaft wird dadurch wirklicher, und manche Frauen, die sich noch unsicher sind, ob sie das Kind wirklich wollen, bekommen eine Beziehung zu dem ungeborenen Kind, wenn sie seine Umrisse auf dem Bildschirm sehen. »Es war faszinierend, es mit seinen winzigen Armen und Beinen kräftig strampeln zu sehen, noch ehe ich selbst irgendwelche Bewegungen spüren konnte«, meinte eine Frau. »Danach hätte ich keine Abtreibung mehr machen können; es wäre eine furchtbare Entscheidung gewesen!«

Risiken abwägen

Das Risiko, ein geschädigtes Kind zu bekommen, ist zwar bei einer älteren Schwangeren etwas höher, doch ist die Wahrscheinlichkeit, ein Kind mit einer Fehlbildung des Zentralnervensystems wie zum Beispiel Spina bifida zur Welt zu bringen, für sie nicht größer. Es besteht jedoch ein erhöhtes Risiko, ein Kind mit Down-Syndrom zu bekommen, wenn eine Frau älter ist, die Möglichkeit läßt sich statistisch errechnen.

Frauen, die spät schwanger werden, haben oft große Angst davor, ein geistig behindertes Kind zu haben und besonders davor, daß es mit einer starken Behinderung viele Jahre lebt. »Ich weiß nicht, wie wir das verkraften sollten . . . das ist die schlimmste und beklemmendste Frage überhaupt. Wird unser Leben für die nächsten zehn, zwanzig Jahre ›leblos‹ sein . . . werden wir ›nicht existieren‹, weil das Kind nicht wirklich geistig da ist?« Manche schwangere Frauen fürchten diesen Gedanken so sehr, daß sie nicht darüber sprechen können, als ob Worte dies heraufbeschwören könnten. Es kann sein, daß sie davon träumen, daß ihr Kind nicht »in Ordnung« ist, obwohl die Bilder, die in ihren Träumen für das Baby stehen, vielleicht bewirken, daß sie den Traum gar nicht mit der Schwangerschaft in Verbindung bringen. Träume, die davon handeln, minderwertige Arbeit geleistet oder etwas sehr Unvollkommenes produziert zu haben, das von anderen (oft Autoritätspersonen oder uniformierten Leuten) kritisiert wird, scheinen eine Möglichkeit zu sein, die Angst vor einem mißgebildeten Kind in geistige Vorstellungen umzusetzen. Wenn man sich an diese Träume noch erinnert, lösen sie Verzweiflung aus, die in keinem Verhältnis zu den Vorkommnissen zu stehen scheint. Manchmal kommt in einem solchen Traum ein kleines Tier vor, das beseitigt oder ertränkt wird, weil andere entscheiden, daß es nicht gut genug oder unerwünscht ist. Träume, in denen man ein Körperteil verliert, mit dem etwas nicht stimmt, können ebenfalls mit dem Baby zu tun haben. Das kann ein Zahn, ein Glied oder etwas anderes sein. In der Schwangerschaft, besonders, nachdem man die ersten Kindsbewegungen gespürt hat, ist das Kind ein Stück von einem selbst, und dann kann die Geburt wie eine Verstümmelung empfunden werden.

Es kann zwar nicht gefolgert werden, daß alle Frauen Angst haben, ein behindertes Kind zur Welt zu bringen, doch zu wissen, daß beunruhigende, häufig sehr lebhafte Träume eine normale Begleiterscheinung der Schwangerschaft sind und es vielen anderen Frauen ebenso geht, kann sehr beruhigend sein, und sei es nur, daß Sie sich nicht mehr so außergewöhnlich fühlen. Oft reden Frauen nicht mit anderen Schwangeren darüber, aus Angst, sie dadurch zu beunruhigen und ihnen Vorstellungen in den Kopf zu setzen, die große Besorgnis auslösen könnten. Im Grunde ist eine gewisse »Grundangst«, der Gedanke »Was ist, wenn ...? Wie würde ich reagieren, wenn ...?« in der Schwangerschaft nichts Ungewöhnliches. Das kann eine nützliche Vorbereitung auf die psychischen Belastungen des Mutterwerdens sein. Ihre Ängste sind nicht vergebens, sie haben einen Sinn.

Frauen, die sich in der Schwangerschaft körperlich voll auf der Höhe fühlen, werden vielleicht nicht so leicht von Zweifeln heimgesucht, ob ihr Baby auch normal ist, weil sie spüren, daß ihr Körper seine Arbeit gut verrichtet. Manche Frauen erfreuen sich strahlender Gesundheit, und es geht ihnen besser als je zuvor. Viele ältere Frauen sind überrascht, daß es ihnen so gut geht. Sie berichten mit Begeisterung über lange Spaziergänge, Schwimmbadbesuche bis zum Ende der Schwangerschaft, Spaß an der Sexualität (manchmal auf ganz neue Weise) und weichere Haut und glänzendere Haare als sonst.

Ganz anders kann das für eine Frau sein, die in den ersten drei Schwangerschaftsmonaten immer wieder unter Übelkeit und Erbrechen leidet und sich erschöpft und abgespannt fühlt. Sie fragt sich, ob das dem Baby vielleicht schadet und ein Zeichen dafür ist, daß mit ihr etwas nicht stimmt. Ihr Ängste nehmen zu, so daß ihr schlechtes Befinden nicht nur Folge ihrer Verdauungsstörungen und ihrer Müdigkeit sind, sondern diese wiederum verstärkt. Wenn dieser Zustand auch um die zwölfte Woche herum noch anhält und sich durch zusätzliche Ruhe und mehr Schlaf nicht bessert, dann geht das oft bis zur sechzehnten Woche so, dem Zeitpunkt, zu dem die Fruchtwasseruntersuchung durchgeführt werden kann, und danach geht es ihr besser. Sobald eine Frau die Gewißheit hat, daß ihr Kind nicht mongoloid sein wird, kann sie anfangen, sich zu entspannen und ihre Schwangerschaft zu genießen.

Auch Frauen, die schon ein Kind verloren haben, ergeht es anders. Eine Frau, deren letztes Kind nur eine Woche gelebt hat und die im siebten Monat ist, berichtet:

Entweder habe ich mir das eingebildet, oder ich hatte tatsächlich jede nur mögliche Komplikation . . . Mein Mann und ich haben gerade jetzt erst angefangen, uns einen Namen auszudenken und uns vorzustellen, wo in unserem vollgepfropften Haus noch Platz für ein Kinderbettchen sein könnte. Ich kann diesen letzten Schritt einfach nicht vollziehen und Sachen für das Baby besorgen. Vor ein paar Wochen meinte eine Freundin zu mir: »Jetzt akzeptierst du also schließlich doch, daß du schwanger bist«. Mir wurde klar, daß außer meinen Kindern eigentlich nie jemand davon sprechen durfte.

Das Geheimnis hüten

Viele Frauen haben das Gefühl, sie können anderen Menschen, Arbeitskollegen und der Familie, erst sagen, daß sie ein Kind erwarten, wenn die Fruchtwasseruntersuchung durchgeführt worden ist. Es ist fast so, als würden sie überhaupt kein Kind bekommen, ungeachtet all der körperlichen Veränderungen. Es kann eine ungeheure Belastung sein, die Schwangerschaft vor Freunden und Verwandten geheimzuhalten, während eine Frau morgens oder abends (was fast ebenso häufig ist) unter Übelkeit leidet, es schwerlich mehrere Stunden ohne Zwieback oder Bananen aushält, sich jeden Tag wieder unglaublich zerschlagen und müde fühlt und sich nach ihrem Bett sehnt, dann jedoch nachts nicht durchschlafen kann, weil sie Druck auf der Blase spürt und zur Toilette muß.

Eine ungeplante Schwangerschaft an sich kann in einer älteren

Schwangeren das Gefühl auslösen, daß mit dem Kind etwas nicht stimmen muß. Es ist, als ob ein Baby zu bekommen sicherer wäre, wenn man sich vorher mit dem *Gedanken* beschäftigt hat. Da ist was dran, wenn man darunter versteht, daß vor der Empfängnis das Rauchen aufgegeben und mit einer vernünftigen Ernährungsweise begonnen wird. Doch heißt es nicht, daß der glückliche Zufall für das Baby ein Risiko ist. Phyllis hatte das Gefühl, daß es zu einem »grotesken« Zeitpunkt zur Entstehung ihres Babys gekommen war. Sie hatte zu der Zeit sehr hart gearbeitet, sich zwischen zwei anstrengenden Arbeitsstellen aufgeteilt, und ihr Mann hatte gerade ein Grippe hinter sich. Durch eine Fruchtwasseruntersuchung wurden ihre Ängste besänftigt. Auch eine Frau, die schon Kinder hat, macht sich diesmal vielleicht Sorgen, daß es nicht so verläuft, wie es sollte: »Wenn du schon zwei oder drei gesunde Kinder hast, fragst du dich, ob du bei einem weiteren Kind dein Glück nicht auf die Probe stellst.«

Wenn schließlich das Ergebnis vorliegt, daß nur ein sehr geringes Risiko besteht, ein geistig behindertes Kind zur Welt zu bringen und die Schwangerschaft allgemein bekannt werden kann, wird alles einfacher. Viele Frauen berichten, daß eine große Last von ihnen genommen war. Eine Frau, der gar nicht aufgefallen war, daß sie Ängste hatte, berichtete: »Ich hatte das Gefühl, von einem großen Druck befreit zu sein und merkte, wie beunruhigt ich in Wirklichkeit gewesen war.« Keine Untersuchung kann Ihnen zwar mit vollkommener Sicherheit bestätigen, daß das Baby völlig in Ordnung ist, aber bestimmte Fehlentwicklungen können ausgeschlossen werden. Durch die Fruchtwasseruntersuchung können chromosomale Fehlentwicklungen, Fehlbildungen des Neuralrohrs wie Anenzephalie und Spina bifida und viele Stoffwechselstörungen festgestellt werden. Jedoch wird die Untersuchung von Fehlbildungen im Zentralnervensystem vor der Fruchtwasseruntersuchung durchgeführt, und eine Fruchtwasseruntersuchung zur weiteren Klarheit wird erst dann gemacht, wenn der Alpha-Feto-Proteinwert in Ihrer Blutprobe hoch ist.

Alpha-Feto-Protein (AFP) ist ein Stoff ähnlich dem Albumin

(Eiweiß), das im Urin einer Frau auftritt, die an Präeklampsie erkrankt, und wird von der Leber des Babys gebildet. Er gelangt in das Fruchtwasser und von dort ins Blut der Mutter. Die Werte verdoppeln sich im zweiten Schwangerschaftsdrittel alle fünf Wochen. Es gibt keinen Wert, der deutlich auf eine normale Schwangerschaftsentwicklung hinweisen würde, und die AFP-Konzentration ist im Schwangerschaftsverlauf sehr unterschiedlich. Sie steigt fortwährend, bis sie etwa um die 30. Schwangerschaftswoche herum ihren Höchstwert erreicht hat. Zwischen der 16. und 18. Woche ist der Unterschied zwischen normalen und hohen AFP-Werten am größten, deshalb ist das die beste Zeit für eine Untersuchung. Die Berechnung Ihres Termins ist wichtig, denn ein hoher Wert könnte bedeuten, daß Ihre Schwangerschaft schon weiter fortgeschritten ist, als Sie dachten. Er ist außerdem hoch, wenn Sie mehr als ein Baby erwarten. Manchmal wird die AFP-Untersuchung routinemäßig durchgeführt, und Sie wissen vielleicht gar nichts davon. Erkundigen Sie sich danach.
Zur Feststellung des Down-Syndroms reicht die AFP-Untersuchung jedoch nicht aus, es kann gegenwärtig ausschließlich durch die Fruchtwasseruntersuchung erkannt werden. Es hat keinen Sinn, sie durchführen zu lassen, wenn Sie sowieso nicht abtreiben würden, deshalb ist es wichtig, sich schon vorher klar zu werden, wie Sie dazu eingestellt sind. Welchen Entschluß Sie auch immer treffen mögen, es ist *Ihre* Entscheidung, nicht die des Arztes.

Down-Syndrom (Mongolismus)

Fünfundneunzig Fälle von Mongolismus sind altersbedingt und auf eine chromosomale Störung zurückzuführen, die als »Trisomie« bezeichnet wird. Hierbei sind neben dem normalen, paarweisen Chromosomensatz ein oder mehrere Chromosomen zusätzlich vorhanden. Es wird angenommen, daß es bei der Hälfte aller Babys mit Down-Syndrom zu einer Fehlgeburt in der Frühschwangerschaft kommt. Zwar beträgt die gesamte Häufigkeit von Babys mit Down-Syndrom eines pro 650 Lebendgeburten, jedoch ist die Wahrscheinlichkeit gering, wenn man noch unter 30 ist und sie beginnt nach 35 nur langsam zu steigen.

Alter der Mutter	Ungefähres Risiko für 1 geschädigtes Kind pro (Anzahl der Lebendgeburten)
20	2000
25	1205
30	885
35	365
36	290
37	225
38	180
39	140
40	109
41	85
42	70
43	50
44	40
45	32
46	25
47	20
48	15
49	12

Es gibt andere chromosomale Anomalien, die ebenfalls altersbedingt sind, und wenn diese ebenfalls berücksichtigt werden, ist die Möglichkeit einer Mißbildung größer:

Chromosomanomalien insgesamt[1]

Alter der Mutter	Häufigkeit eines geschädigten Kindes pro (Anzahl der Geburten)
25	527
30	476
35	204
40	73
45	23

Eine Fruchtwasseruntersuchung ist dringend anzuraten, wenn Sie 40 oder darüber sind. Wie man sich vor diesem Alter am besten verhält ist nicht immer klar, denn die Untersuchung selbst bedeutet ein Risiko für die Schwangerschaft, und bei ein bis zwei Babys pro 100 kommt es als Folge dieser Untersuchung zu einer Fehlgeburt. In wirklich äußerst seltenen Fällen kann die Hohlnadel, mit der Fruchtwasser durch die Bauchdecke und Gebärmutterwand hindurch entnommen wird, das Baby treffen und es verletzen. Das sollte eigentlich ausgeschlossen sein, wenn unmittelbar vor der Untersuchung ein Ultraschall gemacht und die Lage des Fötus während der Untersuchung genau lokalisiert wird. Dennoch haben Frauen oft Angst, daß das Kind einen Schaden davontragen könnte. Rosalyn berichtete, daß ihr die Vorstellung einer Fruchtwasseruntersuchung unerträglich war, denn obwohl sie gern gewußt hätte, ob ihr Kind mongoloid sei, hätte sie sich den Rest der Schwangerschaft Sorgen darüber gemacht, ob die Nadel das Baby am Auge verletzt hatte. Sie wollte schon so lange schwanger werden, daß sie keinerlei Risiken in Kauf nehmen wollte; sie wünschte sich nichts weiter als ein Baby, ob es nun mongoloid war oder nicht. Da sie so eingestellt war, war es offenbar das Richtige für sie, sich gegen eine Fruchtwasseruntersuchung zu entscheiden, obwohl sie 41 war.

Bei älteren Frauen besteht eine größere Wahrscheinlichkeit von Fasergeschwülsten in der Gebärmutter, und der Arzt kann einer Frau zwischen 35 und 40 bei Vorliegen einer solchen Geschwulst von einer Fruchtwasseruntersuchung abraten, weil diese in dem Fall das Risiko einer Fehlgeburt in sich birgt. Wenn Sie schon Fehlgeburten hatten, kann dies auch die Fruchtwasseruntersuchung komplizierter machen, doch sicher läßt sich das nicht sagen.

Leider kann die Untersuchung nicht vor der 16. Woche, also 14 Wochen nach dem wahrscheinlichen Zeitpunkt der Empfängnis durchgeführt werden. Man rechnet die zwei Wochen hinzu und geht vom ersten Tag der letzten Periode aus, weil die Ärzte meinen, daß das das einzige Datum ist, das Sie wahrscheinlich noch genau wissen. Manche Frauen denken sich bequemlichkeitshalber ein Datum aus. Wenn Sie es wirklich nicht mehr wissen, so ist es besser, das ehrlich zu sagen, denn das Ergebnis der Untersuchung kann dadurch beeinflußt werden. Vor diesem Zeitpunkt hat sich noch nicht genügend Fruchtwasser gebildet. Wenn mehr als zwei Wochen länger gewartet wird, wäre ein Schwangerschaftsabbruch ein schwierigerer Eingriff, denn die Chromosomenkultur und die Analyse nehmen weitere zwei bis drei Wochen in Anspruch.

Untersuchung des Fruchtwassers

Wichtig ist es, sich vor der Fruchtwasseruntersuchung klar darüber zu sein, daß es um mehr geht als um den Einstich einer Nadel, als würde man eine Münze in einen Schlitz stecken und hätte gleich die Antwort parat. Wahrscheinlich ist Ihnen bang zumute, und es ist keine schlechte Idee, eine Freundin mitzunehmen, besonders, wenn Sie eine Frau kennen, die diese Untersuchung schon hinter sich gebracht hat. Liz zum Beispiel ging zusammen mit einer Freundin hin, die zwei Monate weiter als sie selbst war, »und wir konnten uns nachher gegenseitig aufrichten«; es verlief alles glatt, doch sie meinte, daß es sehr beunruhigend für sie war, als die Frau, die vor ihr an der Reihe war, herauskam und erzählte, daß sie es viermal versucht und nicht genug Fruchtwasser erhalten hatten, so daß sie in zwei Wochen wiederkommen müsse.
Angela berichtete:

Das Gefühl, als die Nadel zur Fruchtwasserentnahme eindrang, empfand ich als ausgesprochen unangenehm. Der Arzt unternam zwei Versuche, um etwas Fruchtwasser zu erhalten und hatte immer noch keinen Erfolg; ich hätte in zwei Wochen noch einmal hingehen müssen. Ich lehnte das ab. Diese Begebenheit hatte in mir ganz intensive Beschützergefühle für mein Kind ausgelöst. Die Nadel in meinem Bauch war so bedrohlich gewesen.

Eine andere Frau beschrieb ihre Abneigung gegen die Fruchtwasseruntersuchung als eine Reaktion darauf, daß die Intimität ihrer Schwangerschaft verletzt wurde:

Ich hatte das Gefühl, daß durch diese Nadel, die bis in seine Fruchtblase vordrang, seine Intimsphäre verletzt worden war.

Helen meint, daß die Fruchtwasseruntersuchung »eine entsetzliche Erfahrung« war, was noch dadurch verstärkt wurde, daß sie sich davor fürchtete und sie weiß, daß sie sich »verkrampfte«. Auch die Belehrungen des Arztes über die Risiken einer Amniozentese und die Aufforderung, eine Zustimmungserklärung zu unterschreiben, machten die Sache nicht besser, obwohl diese Zustimmung immer eingeholt werden sollte.
Zunächst wird durch Ultraschall festgestellt, wo sich Fruchtwasser entnehmen läßt und wo sich die Plazenta befindet. Ihr Bauch wird mit sterilen Tüchern bedeckt, außer der Stelle für die örtliche Betäubung und das Einführen der Punktionsnadel. Es erfolgt ein Einstich, den Sie nicht fühlen können, und das Fruchtwasser wird entnommen. Gelegentlich muß dieser Vorgang wiederholt werden, jedoch geht das nicht sofort, weil die Gebärmutter zu kontrahieren begonnen hat. Doch wenn Sie etwa fünfzehn Minuten lang ruhig liegen, vergehen diese Kontraktionen wieder. Schließen Sie daraus nicht, daß die Geburt begonnen hat.
Viele Frauen finden alles sehr viel weniger kompliziert, als sie erwartet hatten. Emma berichtete, daß ihr Arzt die Nadel sehr weit unten einführte, nachdem er ein wenig Schamhaar abrasiert hatte.

Ich spürte ein paar leichte Nadelstiche und dachte, daß das erst die vorbereitenden Maßnahmen seien. Der Arzt meinte zur Hebamme, daß die Bauchdecke ziemlich fest sei und er Schwierigkeiten habe, die Nadel einzuführen. Ich dachte immer noch, daß es um die örtliche Betäubung geht. Dann spürte ich ganz tief drinnen etwas, und plötzlich dämmerte mir, daß das schon die eigentliche Amniozentese sein mußte.

Es kann sein, daß von dem Einstich eine schmerzende Stelle zurückbleibt, besonders, wenn der Vorgang wiederholt werden mußte, weil vielleicht Luft hineingeraten ist. Nach ein paar Tagen vergeht das wieder. Es bedeutet nicht, daß dem Baby etwas geschehen ist, es kann jedoch sehr unangenehm sein, wenn Sie schon ein Kind haben, das auf Ihrem Schoß herumklettert. Vor der Fruchtwasserpunktion und noch einmal danach werden die kindlichen Herztöne abgehört, und es ist sehr beruhigend, nach dem Eingriff auf dem Ultraschallschirm zu sehen, wie das Baby sich bewegt. Wenn Ihnen das nicht angeboten wird, können Sie danach fragen.

Wenn die Mutter Rhesus-negativ ist, bekommt sie eine Spritze, die die Bildung von Antikörpern in ihrem Blut verhindert, die sich für das Baby schädlich auswirken könnten. Denn es besteht die Möglichkeit, daß etwas Blut vom Baby durch die Plazenta gelangt. Schonen Sie sich nach der Amniozentese nach Möglichkeit die nächsten zwölf Stunden.

Die Ergebnisse

Es folgt eine belastende Wartezeit von zwei Wochen oder mehr, bevor Sie die Diagnose erhalten. Anna berichtete, daß das »furchtbar« war und sie die Anmeldung für den Vorbereitungskurs hinausschob, weil sie erst das Ergebnis abwarten wollte. Sie fühlte sich auf die Folter gespannt. Eine Frau, die einen ganzen Monat ausharren mußte, meint, daß es »entsetzlich war, wie das Warten auf Examensergebnisse«. In etwa fünf Prozent der Fälle läßt sich keine Kultur anlegen, und die Untersuchung muß wiederholt werden. Wenn die Frau schon über die 20. Schwangerschaftswoche hinaus ist, wie das manchmal passiert, wird vielleicht entschieden, es auf sich beruhen zu lassen, so daß sie noch immer keine Gewißheit hat.

Manche Frauen haben betont, daß in Zeitschriftenartikeln und im Fernsehen der Eindruck vermittelt wird, daß die Fruchtwasseruntersuchung und der Ultraschall Maßnahmen sind, an denen die Frau teilhaben, Fragen stellen und etwas über ihr Kind erfahren kann. Sie mußten dann feststellen, daß sie sich hinzulegen und ruhig zu sein hatten und von ihnen erwartet wurde, das zu tun, was ihnen gesagt wurde. »Meine Fragen wurden entweder übergangen oder abgewimmelt«, meinte eine Frau. Eine andere Frau, die »die Aussicht, das Kind zu sehen, ganz aus dem Häuschen gebracht hatte«, berichtete, daß die Klinikangestellte, die den Ultraschall durchführte, die ganze Zeit über mit ihrer Assistentin redete. »Mein einziger Trost war, daß sie auf den Bildschirm schaute und dabei nicht heftig die Luft anhielt! . . . Ich hatte das Gefühl, daß eine großartige Gelegenheit verpaßt worden war, die Mutter in das, was vor sich ging, einzuweihen.« Es gelang ihr, einen Blick auf den Bildschirm zu werfen, doch »so, wie ich das beurteilen konnte, hätte es ebensogut eine Lammschulter sein können, die ich da sah!«

Jan berichtete, daß sie sich vor dem Ultraschall »sehr fürchtete«, und als sie merkte, daß sie mit zwei Assistentinnen allein war, die sie noch nie zuvor gesehen hatte, machte sie sich Sorgen, daß die nicht wüßten, was sie ihr sagen sollten, falls etwas nicht stimmte: »Ich wollte das Kind nicht sehen, war sehr angespannt und hatte das Gefühl, daß meine Beziehung zum Baby etwas ganz Intimes war«. Sie gehört zu den vielen Frauen, die sich nachher wünschten, sie hätten ihren Mann mitgenommen.

Ultraschalluntersuchungen dienen dazu, die Möglichkeiten zu verringern, daß ein Defekt des Neuralrohrs unentdeckt bleibt oder daß bei einem normal entwickelten Baby eine Abtreibung erfolgt, wenn die AFP-Werte hoch sind, denn eine offene Spaltbildung ist gewöhnlich auf dem Bildschirm zu erkennen.

Die durch die Fruchtwasseruntersuchung erhaltenen fötalen Zellen geben auch Auskunft darüber, ob Sie einen Jungen oder ein Mädchen erwarten. Medizinisch ist das dann von Bedeutung, wenn die Möglichkeit einer geschlechtsgebundenen Erbkrankheit wie zum Beispiel Hämophilie (Bluterkrankheit) oder Muskeldystrophie des Typs Duchenne-Griesinger besteht. Gewöhnlich ist das Ihre Entscheidung, ob Sie das Geschlecht Ihres Babys erfahren möchten. Manche Frauen möchten sich überraschen lassen und finden, daß die Schwangerschaft weniger »normal« ist, wenn sie das schon vorher wissen. Hin und wieder handelt ein

Frauenarzt nach dem Grundsatz, daß er den Frauen das Geschlecht keinesfalls mitteilt, weil er nicht sicher ist, ob die Frau nicht versuchen könnte, die Schwangerschaft abzubrechen, wenn das Baby das »falsche« Geschlecht hat. Die technischen Möglichkeiten bringen auch eine neue Verantwortung mit sich, und die sollten die Eltern und nicht nur die Experten übernehmen.

Ein Schwangerschaftsabbruch

Wenn eine Frau schon die Bewegungen ihres Kindes in sich gespürt hat, dann kann sie sich sehr einsam fühlen, wenn sie mit dem Wissen konftrontiert ist, daß es das Down-Syndrom hat oder eine Anomalie des Zentralnervensystems besteht. Manche Frauen berichten, daß sie ganz automatisch gehandelt haben. Als sie die Nachricht bekamen, war das wie ein Auslösemoment eines unausweichlichen Ablaufs, auf den sie geistig schon die ganze Zeit vorbereitet waren. Die Frage ist dann nicht so sehr: »Warum ist dieses Baby nicht normal?«, sondern: »Wie konnte ich nur jemals glauben, daß ich ein normales Kind zur Welt bringen könnte?« Die meisten Frauen haben ihren Arbeitskollegen nichts von der Schwangerschaft gesagt und viele haben auch den engsten Angehörigen gegenüber geschwiegen, deshalb fühlen sie sich verpflichtet, sich nichts anmerken zu lassen und so weiterzumachen wie bisher.

Viele Frauen berichten auch, daß sie froh über jemand Verständnisvollen wären, mit dem sie in der Zeit zwischen Erhalt der Nachricht und dem Schwangerschaftsabbruch reden könnten. In manchen Kliniken gibt es einen Beratungsdienst. Nur selten gibt es Gruppen von Frauen, die diese Erfahrung selbst durchgemacht haben, die persönliche emotionale Unterstützung anbieten.

Suzanne bekam von dem behandelnden Arzt in der Klinik zu hören, daß sie mit 37 nicht zu der Altersgruppe gehöre, die Anspruch auf eine Fruchtwasseruntersuchung hat, er stimmte einer solchen Maßnahme nicht zu. »Ich war stark und hatte genügend Erfahrung«, berichtet sie, »und bat um einen Termin beim Chefarzt, der sofort bereit war, die notwendigen Schritte einzuleiten«. Drei Wochen später ging sie wieder in die Klinik, um sich das Ergebnis mitteilen zu lassen: »Ich hatte bewußt vermieden, mich auf das Baby einzulassen – schwierig – doch ich wußte, daß ich einen Schwangerschaftsabbruch machen lassen würde, wenn ernstlich etwas nicht stimmte.« Der Arzt sagte ihr, daß das Baby das Down-Syndrom hätte.

Ich hatte mich zwar innerlich schon die ganze Zeit auf diese Nachricht vorbereitet und konnte das Verhaltensmuster durchhalten, das ich mir zurechtgelegt hatte, doch war ich gefühlsmäßig stärker betroffen, als ich erwartet hatte... Wir erledigten den notwendigen Papierkrieg und ich bat um einen schnellen Termin.

Die Wartezeit betrug nur 24 Stunden, doch fragt sie sich, wie sie ohne die Unterstützung ihres Mannes und des Arztes damit fertiggeworden wäre. Der Schwangerschaftsabbruch wurde fachkundig und mitfühlend durchgeführt. Sie meint, daß jemand ihr hätte sagen sollen, daß ihr Körper in diesem Schwangerschaftsstadium so reagiert, als hätte sie ein lebendes Kind geboren und daß sie einen Milcheinschuß haben würde.

Früher bekam eine Frau, die ein totes Kind zur Welt gebracht hat, Östrogentabletten, um den Milcheinschuß zu verhindern. Wegen des Risikos einer schweren Nachgeburtsblutung und einer Thromboembolie (ein Blutgerinsel löst sich auf und verstopft mit seinen kleinen Teilen ein Blutgefäß) wird das nicht mehr gemacht. Das war ohnehin nie besonders wirkungsvoll, und wenn das Östrogen abgesetzt wurde, kam es oft wieder zu einem Milchstau. Besser ist es, die Brust hochzubinden oder einen guten Büstenhalter zu tragen, kalte Kompressen aufzulegen (Eiswürfel, in ein Frotteetuch oder ein großes Taschentuch eingewickelt, wirken lindernd) und Schmerzmittel zu nehmen, wenn die Brüste wehtun. Es hat sich gezeigt, daß Vitamin B_6 in 200 mg-Dosen bei neun von zehn Frauen den Milchstau verringert. Es wirkt in etwa elf Stunden und sollte fünf Tage lang genommen werden.[2]

Abpumpen führt lediglich dazu, daß die Milchbildung angeregt wird, wenn Sie sich jedoch am dritten oder vierten Tag, wenn die Brüste wahrscheinlich am stärksten geschwollen und heiß sind, in einem heißen Bad hinknien und die Brüste ins Wasser hängen lassen, dann kann die Milch hinausfließen, ohne daß eine weitere Milchbildung angeregt wird.

Wenn Milch aus Ihrer Brust herausfließt und Sie kein Baby haben, dem Sie sie geben könnten, dann ist das so, als würde Ihr ganzer Körper weinen. Für manche Frauen bedeutet das einen seltsamen Trost, wenn sie sich auf diese Weise mit ihrem ganzen Körper der Trauer überlassen können. Suzanne entschied sich dafür, nie mehr schwanger zu werden:

Körperlich fühlte ich mich dazu in der Lage, einen weiteren Schwangerschaftsabbruch zu verkraften, doch es war eine so schwere seelische Erschütterung, daß ich nicht sicher bin, ob ich das noch einmal durchstehen würde. Ich hatte erwartet, daß ich dem Leben sehr viel weniger Wert beimessen würde, nachdem ich einem Wesen das Leben vorenthalten hatte, doch genau das Gegenteil war der Fall.

Andere Frauen haben nach einer Atempause und einer Zeit der Trauer um das verlorene Baby eine weitere Schwangerschaft geplant, wieder eine Fruchtwasseruntersuchung machen lassen und voller Dankbarkeit und Freude ein normales, gesundes Baby zur Welt gebracht. Manche sagen, daß die Trauer sie erst ganz verließ, als sie noch ein Baby bekamen.

Manchmal ist ein besorgter Mann, der seine Frau vor weiterem Leid schützen möchte, gegen eine nochmalige Schwangerschaft. Einer Frau kann das so vorkommen, als hätte er kein Zutrauen in sie und als würde er ihr zu verstehen geben, daß sie dem nicht gewachsen ist. Die Folge davon kann sein, daß sie Wut auf ihn hat, weil er sie wie ein Kind behandelt und sie in ihren Augen unsensibel und grausam zurückweist. Beide ziehen sich in eine eigene Gefühlswelt zurück.

So erging es Sally und Tom. Sie schrieb:

Unnachgiebig bestand er darauf, daß es zu keinem weiteren Unglück kommen dürfe, und innerhalb von drei Monaten ließ er sich sterilisieren. Er war völlig verständnislos gegenüber meinem Wunsch nach einer weiteren Schwangerschaft, die wiederum einen Abbruch und mehr

Kummer nach sich ziehen könnte. Wir erkundigten uns wegen einer künstlichen Befruchtung, doch er machte einen Rückzieher. Das ist unsere gegenwärtige Situation, oft liegen wir uns in den Haaren und im besten Fall kann ich die Tatsache von mir wegschieben, daß ich immer noch voller Vorwürfe ihm gegenüber bin.

Dieser Schmerz kann groß sein, selbst wenn andere Kinder da sind. Das Baby, das Down-Syndrom hatte, war Sallys zwölftes Kind.
Eine Frau merkte, daß sie sich dem Schmerz ihres Mannes gegenüber verschloß, nachdem sie das Kind verloren hatte, weil sie sich davon überfordert fühlte. Sie verschlimmerte ihre Qual dadurch nur noch. Es bedeutete eine enorme Willensanstrengung für sie, eine muntere Stimmung zu zeigen, weil sie ihm und ihren Eltern zeigen wollte, daß sie sich mit der Erfahrung »abgefunden« hatte. Wenn sie die Badezimmertür hinter sich zugeschlossen hatte, stiegen die Tränen in ihr hoch, doch niemals weinte sie in Gegenwart ihres Mannes. »Nach etwa einer Woche merkte ich, daß er litt, und daß ich ihm nicht beistand. Ich hatte tatsächlich vergessen, daß ich nicht die einzige war, die litt.« Daraufhin begannen sie, Halt aneinander zu finden und die Trauer gemeinsam zu durchleben. Dadurch begann die Genesung.

4 Die Vorsorgeuntersuchungen

Es ist wichtig, über die Vorgänge bei den Vorsorgeuntersuchungen Bescheid zu wissen, um genaue Informationen zu haben, die die Grundlage für Entscheidungen bilden. Besonders wenn Sie zu den Untersuchungen in die Klinik gehen, kann die Wartezeit vor allem beim ersten Mal lang sein (zwei Stunden sind nichts Außergewöhnliches, nehmen Sie sich also ein gutes Buch mit oder gehen Sie zusammen mit einer Freundin hin). Und die einzelnen Tests und die Aufnahme Ihrer Daten nehmen mehr Zeit in Anspruch als bei den folgenden Vorsorgeuntersuchungen. Zunächst wird die Arzthelferin oder in der Klinik die Hebamme (oder auch eine Schwester) Fragen an Sie stellen. Es ist eine gute Idee, sich ihren Namen zu merken und sich mit ihr in Verbindung zu setzen, wenn Zweifel auftauchen oder noch Fragen offenbleiben. Sie wird den ersten Tag Ihrer letzten Regel (LR) erfragen und ob Ihr Zyklus regelmäßig ist und wie lang. Aus diesen Daten ergibt sich der errechnete Termin (ET), indem sieben Tage und neun Monate hinzugefügt werden. Geben Sie nicht einfach ein Datum an, das möglicherweise zu früh ist, denn es könnte dann später eine Geburtseinleitung in Betracht gezogen werden, weil Sie den Termin überschritten haben.

Sie werden nach bisherigen Operationen und Krankheiten gefragt, einschließlich Blasenentzündungen wie zum Beispiel Zystitis, Röteln, durch Geschlechtsverkehr übertragbare Krankheiten wie eine unspezifische Harnröhrenentzündung und Pilzerkrankungen, und man wird wissen wollen, welche Medikamente Sie einnehmen. In den Mutterpaß, den Sie ausgehändigt bekommen, werden alle bisherigen Schwangerschaften und Geburten eingetragen, auch die Schwangerschaften, die durch spontane Fehlgeburten oder Abtreibungen beendet wurden. Wenn Sie schon einmal eine Problemschwangerschaft oder Geburtskomplikationen hatten, sagen Sie das. Wahrscheinlich werden Sie auch über Krankheiten in Ihrer Familie ausgefragt, ob zum Beispiel jemand unter hohem Blutdruck oder Diabetes leidet. Man wird vermutlich auch fragen, ob es in Ihrer Familie Zwillinge oder Drillinge gibt. Möglicherweise wird man wissen wollen, ob Sie rauchen, und wenn ja, wieviele Zigaretten pro Tag, und wieviel Alkohol Sie gewöhnlich trinken. Wenn Sie nicht verheiratet sind, werden vielleicht auch detaillierte Fragen über Ihre Wohnsituation und Ihre Zukunftspläne gestellt und Sie können hier auch die Adresse eines Sozialdienstes oder einer Beratungsstelle bekommen.

Sie werden dann und bei jeder weiteren Vorsorgeuntersuchung gewogen und Ihre Größe wird gemessen. Die mögliche Gewichtszunahme in der Schwangerschaft variiert sehr, es gibt keinen allgemeingültigen »richtigen« oder »normalen« Wert. In der Mitte der Schwangerschaft tritt gewöhnlich die stärkste Gewichtszunahme pro Woche auf. Wenn Sie in der Zeit viel zunehmen, heißt das nicht, daß Sie bis ans Ende der Schwangerschaft weiterhin soviel zunehmen werden. Das ist nicht der richtige Zeitpunkt für eine Abmagerungskur durch Verzicht auf Nahrung, wenn Sie jedoch zu schnell zunehmen und sich deswegen unwohl fühlen, ist es keine schlechte Idee, auf kohlehydrathaltige Nahrung und besonders auf Zucker und Soßen, konservierte Nahrung, Getränke und andere Gerichte zu verzichten, die zuckerhaltig sind. Wenn Sie wenig zunehmen, ist es zwar wahrscheinlicher, daß Sie ein leichtgewichtiges Baby zur Welt bringen als wenn Sie viel zunehmen. Doch auch Frauen, die gar nicht zunehmen, bekommen Babys, die nur 300 bis 400 g weniger wiegen als die Babys von Frauen, die sehr viel zugenommen haben.

Bei jeder Vorsorgeuntersuchung wird eine Urinprobe gemacht, die auf das Vorhandensein von Glukose (was bei Diabetes und den Vorstufen dazu der Fall ist), Eiweiß (ein Anzeichen für Präeklampsie) und Bakterien (die auf eine Blaseninfektion schließen lassen) untersucht wird. Wahrscheinlich werden Sie gebeten, eine Urinprobe des Mittelstrahls abzugeben. Das erreichen Sie dadurch, daß Sie den Urinfluß durch ein kräftiges

Zusammenziehen der Beckenbodenmuskulatur unterbrechen und danach den Urin in dem Behälter auffangen, den Sie bekommen haben.
Außerdem wird Ihr Blutdruck gemessen. In der Frühschwangerschaft sinkt der Blutdruck unter den Normalwert; der obere Wert, der systolische Druck, sinkt nur wenig, doch der untere, der diastolische, fällt beträchtlich unter den Wert, als Sie nicht schwanger waren. Im siebten oder achten Monat nähert sich der Druck in der Diastole wieder Ihrem gewohnten Wert, und unter Streß kann die obere Zahl, die durch starke Emotionen leicht beeinflußbar ist, sehr hoch sein (wenn Sie ängstlich sind oder wütend oder wenn Sie zum Beispiel auf dem Weg zur Vorsorgeuntersuchung sehr in Eile waren). Wenn Sie Ihren Blutdruck in der 30. oder 32. Woche in entspanntem Zustand messen lassen, haben Sie eine ungefähre Vorstellung von Ihrem Normalwert.

Präeklampsie

Bei einer leichten Präeklampsie, die in den letzten Schwangerschaftswochen bei etwa zehn Prozent aller Schwangerschaften auftritt, ohne daß es dem Kind schadet, steigt der Blutdruck auf 140/90 an. Die untere Zahl ist die wichtige, sie gibt den Druck im Ruhezustand zwischen zwei Herzschlägen an. In etwa zwei Prozent der Schwangerschaften kommt es zu einer schweren Präeklampsie, und die obere Zahl erreicht einen Wert von 160, die untere einen von 100, selbst wenn Sie im Bett ruhen. Bei Frauen, die ihr erstes Kind erwarten, kommt es eher zu einer Präeklampsie als beim zweiten oder einem weiteren Kind. Selbst eine Fehlgeburt scheint die Gefahr einer Präeklampsie herabzusetzen, es sei denn Sie sind durch einen anderen Mann schwanger geworden.
Gewöhnlich wird bei der ersten Vorsorgeuntersuchung das Herz mit einem Stethoskop abgehört, und Ihre Brüste und Brustwarzen werden untersucht. Wenn Sie Hohlwarzen haben, besteht die Aussicht, daß sich ihre Form in der Schwangerschaft verändert.

Und auch wenn sich wenig tut, wird das Baby, sobald Sie es angelegt haben, Ihre Brustwarze ganz in seinen Mund hineinziehen und ihr die richtige Form geben. Wenn Sie diesen ganzen Vorgang unterstützen möchten, schlagen Sie Ihrem Partner vor, daß er beim Liebesspiel Ihre Brustwarzen sehr viel mit Hand und Mund liebkost. Mehr brauchen Sie nicht zu tun.
Bei der Vorsorgeuntersuchung wird Ihnen etwas Blut abgenommen, damit Ihr Hämoglobinwert überprüft werden kann (wenn er in der 12. Schwangerschaftswoche unter 10 liegt, sind Sie anämisch). Ihre Blutgruppe wird festgestellt für den Fall, daß Sie eine Transfusion brauchen, und damit man sich auf mögliche Probleme einstellen kann, falls die Mutter Rhesus-negatives Blut hat oder mit einer ABO-Unverträglichkeit (Blutgruppen-Unverträglichkeit) zu rechnen ist. Die Blutuntersuchung umfaßt Geschlechtskrankheiten, Antikörper gegen Röteln und in einigen Labors nach der 16. Woche den Alpha-Feto-Proteinwert. Sie werden vaginal untersucht, Ihre Gebärmutter und der Muttermund werden ertastet und man macht einen Abstrich des Muttermundes, um auf Krebs hinweisende Gewebeveränderungen festzustellen (das wird oft auch erst bei der Nachsorgeuntersuchung gemacht).
Wenn Sie auf dem Untersuchungstisch liegen, werden der Arzt oder die Hebamme wahrscheinlich auch Ihre Beine daraufhin anschauen, ob sie Krampfadern oder später in der Schwangerschaft Schwellungen (Ödeme, ein Zeichen für Wasseransammlungen) haben. Ihr Bauch wird abgetastet, um festzustellen, wo sich der Fundus, der obere Teil der Gebärmutter, befindet. Das Verhältnis von Fundushöhe zum Schambein ist eine Möglichkeit, die Länge der Schwangerschaft zu schätzen.
Von der 28. Woche ab ertasten der Arzt oder die Hebamme die Lage des Babys und ob es mit dem Kopf oder mit dem Steiß nach unten liegt. Sie hören die Herztöne ab, und wenn Sie sie auch hören möchten, dann sagen Sie das. Wenn Sie Rhesus-negativ sind, werden von nun weitere Bluntuntersuchungen durchgeführt, um festzustellen, ob Sie Antikörper entwickeln.
Im weiteren Verlauf der Schwangerschaft können noch andere

Untersuchungen durchgeführt werden. Außer mit einem Holzstethoskop können die Herztöne auch mit einem Ultraschallgerät abgehört werden, einem kleinen Apparat in der Größe eines Kassettenrecorders, der mit dem Dopplereffekt arbeitet. Wenn der Ton eingeschaltet ist, können Sie die Herzschläge Ihres Kindes selbst hören. Die Frequenz sollte zwischen 120 und 160 Schläge pro Minute betragen, das ist etwa doppelt soviel wie bei Ihnen. Zur Untersuchung mit dem Herzton-Wehen-Schreiber wird auf Ihrem Bauch eine Elektrode mit einem elastischen Gürtel an der Stelle befestigt, wo das Baby liegt. Wenn sich das Baby bewegt, wird die Aufzeichnung der Herztöne natürlich unterbrochen. Die Untersuchung wird als vorgeburtliche Cardiotokografie (CTG) bezeichnet.
Möglicherweise werden Sie auch gebeten, über einen Zeitraum von 24 Stunden Urinproben zu sammeln, um so die Plazentafunktion aufgrund des von ihr produzierten Östriols zu überprüfen. Wenn der Östriolwert sinkt, ist das ein Zeichen, daß die Plazenta zu altern beginnt. Eine einzelne Probe kann hierüber keinen Aufschluß geben, denn die Östriolproduktion ist zu verschiedenen Zeiten innerhalb von 24 Stunden unterschiedlich. Wenn Sie aus irgendeinem Grund Antibiotika oder Corticosteroide bekommen (zum Beispiel wegen schweren Asthmas), dann sinken die Östriolwerte im Urin, und ein niedriger Wert bedeutet nicht, daß die Plazentafunktion unzureichend ist. Manchmal werden hierzu Blut- anstatt Urinuntersuchungen durchgeführt. Möglicherweise wird selbst dann, wenn die Untersuchungen normale Ergebnisse liefern, »wegen Ihres Alters« eine Geburtseinleitung vorgeschlagen. Es besteht keine Notwendigkeit, einer Maßnahme zuzustimmen, für die Ihnen die Erklärungen unzureichend erscheinen.

Die Kindsbewegungen

Untersuchungen darüber, wie Mütter die Bewegungen ihres Kindes wahrnehmen, liefern Hinweise dafür, daß diese Wahrnehmungen vermutlich präziser sind als Meßergebnisse der Hormonproduktion. Jede meßbare Veränderung der plazentaren Östrogenproduktion *folgt* einer offenkundigen Verringerung der Aktivität des Babys.[1,2,3,4]

Durch Ihre Wahrnehmung der Bewegungen Ihres Kindes erfahren Sie auf sehr direkte Weise etwas über das Baby und stehen mit ihm in Verbindung. In der jüngsten Vergangenheit mit ihrem Schwergewicht auf der modernen geburtshilflichen Technologie ist das Wissen der Mutter über die Aktivitäten ihres ungeborenen Kindes, über seinen Schlaf- und Wachrhythmus und wo und wie sie es sich bewegen fühlt, größtenteils außer acht gelassen worden. Man hielt es für unbedeutend neben den »wissenschaftlichen« Beweismitteln bezüglich der Plazentafunktion aufgrund von Urin- und Bluntuntersuchungen, dem Ultraschall und anderen Methoden, Fenster zur Gebärmutter zu schaffen, die heute in fast jeder Arztpraxis und Entbindungsstation eingesetzt werden. Die Mutter hat jedoch eine einzigartige Möglichkeit, ihr Kind kennenzulernen und es über den ganzen Zeitraum von 24 Stunden auf eine Weise wahrzunehmen, wie das für jeden Außenstehenden unmöglich ist. Abigail Lewis, die über ihre eigene Schwangerschaft schreibt, sagt über den Fötus:

> Er reckt sich und dreht sich. Seine Bewegungen werden kräftiger und ausholender. Welche Zweifel du auch über die Entwicklungsrichtung der Menschheit und das Wesen der Reife haben magst, so scheint der Fötus überhaupt keinen Zweifel darüber zu haben, was er will; und in diesem seltsamen, losgelösten, anscheinend stillstehenden Abschnitt eines Jahres bekommst du eine neue Empfindung für die Zeit, die Zeit des Fötus, die langsame Schubkraft des Wachstums.[5]

Der Fötus ist ein Wasserkind in einer mit Flüssigkeit gefüllten Hülle. Zwar spürt die Mutter seine Bewegungen gewöhnlich nicht vor dem fünften Schwangerschaftsmonat, doch auch vorher bewegt er sich schon. Bevor die Gebärmutter sich aus dem Becken heraus bis in die Bauchhöhle hinauf ausgedehnt hat, sind diese Bewegungen nicht spürbar, weil die Gebärmutterwände keine Berührungsempfindung haben. Erst wenn sie an der Bauchdecke anliegen, wird Berührung wahrnehmbar. Da auf das

Baby nur eine geringe Gravitationskraft einwirkt, gleicht es in der Gebärmutter einem Schwimmer unter Wasser oder vielleicht mehr noch einem Raumfahrer. Es bewegt sich mühelos, dreht und wendet sich, schnellt von einer Seite zur anderen und schlägt, solange vor dem achten Monat noch ausreichend Platz ist, vielleicht auch Purzelbäume. Es ergreift seine Nabelschnur, lutscht manchmal am Daumen, verliert ihn hin und wieder und dreht dann auf der Suche danach seinen Kopf schnell hin und her, federt mit seinem Kopf gegen den elastischen Beckenboden, wenn sein Kopf nach unten ins Becken gerutscht ist, drückt mit seinen Füßen gegen die dicke Muskelschicht, die den oberen Teil der Gebärmutter bildet, und macht dabei Schrittbewegungen, reibt sich die Augen mit seinen winzigen Fäusten, und manchmal wird sein ganzer Körper von einem Schluckauf erschüttert.

Manche dieser Bewegungen können als Reaktion auf Geräusche eintreten. Etwa von der 25. Woche an kann das Baby hören und reagiert dann vielleicht heftig auf laute Geräusche und Musik, besonders auf das Scheppern von Becken oder einer Blaskapelle. Irgendwann ab sechs Wochen vor dem Termin (dem Datum, an dem das Baby erwartet wird) rutscht das Baby vielleicht tiefer ins Becken, es hat sich »gesenkt«. Wenn es gerade gut hineinpaßt, dann fällt es ihm schwer, den ganzen Körper frei zu bewegen, doch tritt es immer noch sehr heftig. Wenn das Kind nach unten rutscht, verändern sich seine Bewegungen, es sei denn, es ist klein und die Mutter hat ein großes Becken, so daß es weiterhin beweglich sein kann. Auch ein Baby, das mit dem Rücken zur Wirbelsäule der Mutter liegt, kann als sehr aktiv empfunden werden, denn seine Arme und Beine sind vorn.

Es ist wichtig zu wissen, daß sich die Kindsbewegungen ganz anders anfühlen können, wenn das Baby sich in einer Schädellage (mit dem Kopf nach unten) ins Becken einstellt und dabei sein Gesicht der Seite oder dem Rücken der Mutter zugewandt ist. Wenn Ihnen nicht bewußt ist, daß das sein kann, dann geraten Sie vielleicht in Panik, wenn die Bewegungen eingeschränkter auftreten. Manche Frauen stellen fest, daß ihr Baby dann auch

längere Schlafperioden zu haben scheint, so, als hätte sich das Baby gemütlich eingerichtet wie die Maus in der Teekanne bei *Alice im Wunderland* und als möchte es nicht gestört werden. Vielleicht ist das ein guter Zeitpunkt, um Energie für die Geburt zu sammeln.
Antonia, eine alleinstehende Mutter, machte eine derartige Erfahrung.

Etwa eine Woche vor dem errechneten Termin dachte ich, daß William tot sei, weil er sich nicht bewegte. Ich wurde völlig hysterisch. Weinend ging ich durch die Straßen. Es brauchte drei Versuche, bis die Schwester in der Klinik verstand, was ich sagte, ich war von meinen Emotionen völlig überwältigt. Ich hätte wirklich jemanden gebraucht, an den ich mich hätte anlehnen können. Es war furchtbar! In der Klinik meinten sie, ich solle sofort hinkommen, und sie hörten die Herztöne ab und er schlief ganz einfach nur.

Weil es Frauen so alarmieren kann, wenn sie keine Kindsbewegungen spüren, halten es manche Ärzte für zu beunruhigend, sie dazu aufzufordern, auf diese Bewegungen zu achten. Manche Geburtshelfer sind fest davon überzeugt, daß es ganz wichtig ist, die Frauen auf jeden Fall zu beschwichtigen und es den Experten zu überlassen, sich Gedanken zu machen. So eingestellte Ärzte ziehen meistens Blut- und Urinuntersuchungen, die in der Klinik oder der Praxis durchgeführt und analysiert werden, gegenüber allem vor, was eine Frau selbst ausführen könnte.
Niemand würde jedoch empfehlen, daß eine Mutter die Beobachtung ihres Babys, nachdem es geboren ist, ganz und gar den Kinderärzten überlassen sollte. Sie allein hat tagtäglich mit ihrem Kind zu tun und kann es so viel intimer kennenlernen als jeder, der ihr Kind nur bei einer Untersuchung zu sehen bekommt. Auch wenn sie zum Arzt geht, weil sie Rat sucht, sagt uns unser gesunder Menschenverstand, daß der Arzt einige Zeit darauf verwenden sollte, herauszufinden, was die Mutter von ihrem Kind weiß, und ihr zuzuhören. Es ist völlig willkürlich, zu sagen, daß eine Mutter das *nach* der Geburt so halten solle, daß sie sich aber, bevor das Baby auf der Welt ist, damit nicht zu belasten braucht und »das den Ärzten überlassen solle«. Tatsächlich

besteht, solange das Baby noch in ihrem Bauch ist, ein engerer Kontakt zwischen den beiden, als sie das jemals nach der Geburt erleben werden.

Aufzeichnung der Kindsbewegungen

Eine Möglichkeit, um festzustellen, daß es Ihrem Baby in der Gebärmutter gut geht, ist das Aufzeichnen der Kindsbewegungen. Das geht sehr einfach, ist mit keinerlei Eingriffen verbunden und kostet nichts. Es kann sehr nützlich sein, wenn die letzten Wochen ihrer Schwangerschaft herangerückt sind, besonders, wenn eine Geburtseinleitung erwogen wird, denn wahrscheinlich können Sie den Beweis vorlegen, daß ihr Baby lebhaft und aktiv ist. Ein Baby, das sich in seinen Wachzeiten kraftvoll bewegt, (vergessen Sie nicht, daß jedes Baby Schlafperioden hat) ist *nicht in Gefahr*. Am besten bestimmen Sie für jeden Tag einen festen Zeitabschnitt, von dem Sie aus Erfahrung wissen, daß Ihr Kind dann meistens wach ist. Die meisten Frauen stellen fest, daß das abends der Fall ist, wenn sie zur Ruhe kommen und nehmen die Bewegungen dann eher wahr, als wenn sie beschäftigt und selbst dauernd in Bewegung sind. Antonia spürte keine Bewegungen, als sie durch die Straßen lief. Wenn sie nach Hause gegangen wäre, sich in die Badewanne gesetzt oder sich hingelegt und die Füße hochgelagert hätte, hätte sie wahrscheinlich innerhalb der nächsten Stunden gespürt, wie ihr Kind sich bewegt.

Nehmen Sie kariertes Papier, wobei Sie für jede halbe Stunde Ihres Beobachtungszeitraums ein halbes Kästchen vorsehen. Füllen Sie jeden Tag das Kästchen aus, an dem Sie die zehnte Kindsbewegung spüren. Das wird jeden Abend ungefähr zum gleichen Zeitpunkt jeweils um etwa dreißig Minuten früher oder später stattfinden.

Die Aufzeichnungen sehen dann vielleicht etwa so aus:

Juni	Sa. 1.	So. 2.	Mo. 3.	Di. 4.	Mi. 5.	Do. 6.	Fr. 7.
17–17.30 h							
17.30–18 h				■		■	
18–18.30 h	■		■		■		■
18.30–19 h		■					
19–19.30 h							
19.30–20 h							
20–20.30 h							
20.30–21 h							
21–21.30 h							
21.30–22 h							

Dem Baby geht es sicher gut!
Kurz vor Einsetzen der Geburtswehen können die Kindsbewegungen seltener werden, und dann sehen Ihre Aufzeichnungen vielleicht so aus:

Juni	Sa. 8.	So. 9.	Mo. 10.	Di. 11.
17–17.30 h				
17.30–18 h				
18–18.30 h	■			
18.30–19 h		■		
19–19.30 h			■	
19.30–20 h				■

Wenn Sie über einen Zeitraum von zwölf Stunden überhaupt keine Kindsbewegungen gespürt haben, dann rufen Sie Ihren Frauenarzt oder die Klinik an. Es besteht kein Grund zur Beunruhigung, weil gewöhnlich das Baby kurz darauf zu strampeln beginnt, doch am besten tun Sie etwas. Eine Untersuchung[6], an der 67 Frauen beteiligt waren, die wenigstens zwölf Stunden lang keine Kindsbewegungen mehr gespürt hatten, ergab, daß 55 von ihnen gesunde Babys nach einer normal einsetzenden Geburt bekamen. Die anderen zwölf Babys schieden Mekonium (Kindspech, den ersten Darminhalt) ins Fruchtwasser aus oder hatten unregelmäßige Herztöne, so daß die Geburt eingeleitet wurde. Alle kamen lebend zur Welt, zehn in sehr gutem Zustand und zwei mit niedrigen Apgarwerten fünf Minuten nach der Geburt. (Der Apgar-Index ist ein Bewertungsmaßstab für den Zustand des Kindes nach der Geburt, es werden der Herzschlag, die Atmung, der Muskeltonus, die Hautfarbe und die Reaktion auf Stimulation miteinbezogen). Wenn Sie mehrere Tage lang um die Hälfte weniger Kindsbewegungen feststellen, sollten Sie Ihren Arzt darüber informieren. Sie sind die beste Überwachung für sich selbst, nicht etwa, weil Sie auf Gefahren lauern, sondern weil Sie mit Ihrem eigenen Baby in Verbindung sind und es besser kennen als irgendjemand anders.

Wenn sich das Baby nicht bewegt, wird der Arzt wahrscheinlich eine Ultraschalluntersuchung durchführen. Der Ultraschall regt das Baby zu Bewegungen an und beschleunigt die Herztöne und wird so zur Aufzeichnung der Reaktionen des Babys verwendet. Wenn keine Reaktion eintritt, wird davon ausgegangen, daß das Baby nicht genügend Sauerstoff bekommt. Wenn es sich zu bewegen beginnt, ist das ein Zeichen, daß alles in Ordnung ist. Wenn Sie wissen, daß Ihr Baby auf bestimmte Musik reagiert, können Sie vielleicht sogar das versuchen, bevor Sie in die Klinik fahren. Eine Sängerin berichtete, daß ihr Baby sich bei einer Probe oder einem Konzert jedesmal heftig bewegte, deshalb konnte sie immer feststellen, wie es ihm ging, indem sie ein Lied anstimmte!

Wenn der errechnete Termin überschritten ist, sind Ihre Beobachtungen der Kindsbewegungen sogar noch wichtiger, denn eine sorgfältige Aufzeichnung könnte entscheidend dafür sein, ob Ihre Geburt eingeleitet wird oder auf natürliche Weise beginnen kann.

Ihr Mutterpaß

Alle Ihre Untersuchungsergebnisse werden im Mutterpaß und in Ihrer Karteikarte eingetragen. Lassen Sie sich die Eintragungen erklären und führen Sie Ihren Mutterpaß immer mit sich. Manche Ärzte meinen, daß eine zu detaillierte Erklärung nur unnötige Ängste auslöst, doch da alle Aufzeichnungen den körperlichen Zustand der Frau und das Baby betreffen, scheint es eine vernünftige Forderung zu sein, daß eine Schwangere vollständig darüber informiert werden möchte.

Hier folgen einige gebräuchliche Abkürzungen, die wahrscheinlich in Ihrem Mutterpaß eingetragen sind:

A	Amnioskopie, Fruchtwasserspiegelung
AFP	Alpha-Feto-Protein-Test
AKST	Antikörpersuchtest im Rhesussystem
Atonie	nachgeburtliche starke Blutungen
BEL	Beckenendlage
bip	biparietaler Durchmesser, Durchmesser des kindlichen Kopfes von Schläfe zu Schläfe, wird durch Ultraschall gemessen. Am genauesten ist diese Messung vor der 24. Woche, äußerst ungenau nach der 34. Woche. Der biparietale Durchmesser nimmt bis zur 17. Woche 3,4 mm pro Woche zu, gegen Ende der Schwangerschaft verringert sich diese Zunahme auf etwa 1/3 dieses Wertes.
Cardiolipin	Syphilistest
CK	Cervixkanal, Gebärmutterhalskanal
CTG	Cardiotokogramm, Aufzeichnung der kindlichen Herztöne und der Wehen Akceleration – beschleunigte Herztätigkeit Deceleration – verlangsamte Herztätigkeit
DIP I	frühe Deceleration, Verlangsamung der Herztätigkeit während der Wehe
DIP II	späte Deceleration, Verlangsamung der Herztätigkeit nach Beendigung der Wehe, später Herztonabfall
E	Eiweiß
EKB	erste Kindsbewegungen
EPH	EPH-Gestose, Präeklampsie, E – Ödeme (edema), P – Eiweiß im Urin (proteine), H – Bluthochdruck (hypertension)
Epi	Episiotomie, Dammschnitt medialer Dammschnitt – in Richtung After medio-lateral – in Richtung Oberschenkel
Ery	Erythrozyten, rote Blutkörperchen
ET	errechneter Entbindungstermin
F	Gebärmutterfundus
FHT	fetale Herztöne
Forceps	Zangengeburt
FW	Fruchtwasser
G	Gewicht
GTT	Glukosetoleranztest bei Diabetesverdacht
Hb	Hämoglobin
Ht	Herztöne

Hw	Hinterwand der Gebärmutter, Angabe der Plazentalokalisation durch Ultraschall
IFT	intrauteriner Fruchttod
i.m.	intramuskulär
IUP	Intrauterinpessar, Spirale
i.v.	intravenös
KB	Kindsbewegungen
KT	Konzeptionstermin, Empfängnistermin
LA	Lokalanästhesie
Lact.	Laktation, Stillen
LR	Letzte Regel
LP	Letzte Periode
L/S	Lezithin-Sphyngomyelin-Quotient zur Feststellung der Reife der fetalen Lungen durch Fruchtwasserpunktion
LSR	Lues-Such-Reaktion
LU	Leibesumfang
MBU	Mikroblutuntersuchung, Untersuchung des pH-Wertes beim Kind unter der Geburt für Hinweise auf kindliche Sauerstoffversorgung
MM	Muttermund
OE	Östrogene im »Urin 24« (Gesamtöstrogene im Sammelurin von 24 Stunden zur Bewertung der Plazentafunktion)
OE_3	Östrogenserum HPL (Schwangerschaftshormon)
PB	Pudendusblock
PCB	Paracervicalblockade
PDA	Periduralanästhesie, Rückenmarksanästhesie
PE_2	zur Einleitung (nach strenger Indikation) verwendete Prostaglandine
o.B.	ohne Befund, es wurde nichts Auffälliges festgestellt
OBT	Oxytozinbelastungstest, Prüfung des fetalen Verhaltens unter Wehenmitteln
OST	Oxytozinsensitivitätstest, Prüfung der Ansprechbarkeit der Gebärmutter auf Wehenmittel
QL	Querlage, Schädellage mit leicht abgewichenem Kopf
RR	Blutdruck, benannt nach den Entdeckern der Meßmethode, Riva und Rocci
rU	rektale Untersuchung
sfd	small for dates, fetale Wachstumshemmung
s.c.	Subcutan
Sectio	Kaiserschnitt
SL	Schädellage
Spottings	vorgeburtliche Blutungen
SSW	Schwangerschaftswoche

SFT	Sabin-Feldmann-Test, Toxoplasmosetest
US	Ultraschalluntersuchung
T_3/T_4	Schilddrüsenfunktionstest
Th	Thorax, die Thoraxmaße ergeben nach Tabelle das derzeitige Gewicht des Kindes
Vernix	Käseschmiere im Fruchtwasser bei FW-Spiegelung
VLP	Vorletzte Periode
Vw	Vorderwand der Gebärmutter, Angabe bei der Plazentalokalisation durch Ultraschall
vU	vaginale Untersuchung
VE	Vakuumextraktion

Sie werden feststellen, daß sich manche Abkürzungen gleichen. Wenn Sie irgendwelche Zweifel hinsichtlich der Eintragungen haben, dann fassen Sie sich ein Herz und fragen Sie nach. Schreiben Sie sich sicherheitshalber Ihre Fragen vor dem Arztbesuch auf.

5 Umgang mit den Ärzten

Ein Vorteil, älter zu sein und mehr Erfahrung im Umgang mit Menschen zu haben, kann darin bestehen, daß eine Frau geschickter und selbstsicherer ist, wenn es darum geht, alles Wissenswerte über unser Gesundheitssystem in Erfahrung zu bringen, es für sich zu nutzen und das zu erreichen, was sie will. Und das kann notwendig werden, wenn sie weiß, daß sie schwanger ist. Eine Frau, die sehr glücklich darüber war, ein Kind von einem Mann zu erwarten, mit dem sie seit zwei Jahren zusammenlebte, ging zum Frauenarzt, um sich bestätigen zu lassen, daß alles seine Richtigkeit hatte. Er teilte ihr mit, daß sie defnitiv schwanger sei und meinte: »Wann möchten Sie die Abtreibung vornehmen lassen?« – »Abtreibung?«, fragte sie zurück, »Ich möchte das Kind bekommen«. – »Oh«, entgegnete er, »40 und unverheiratet. Sehr ungewöhnlich.« Sie befand sich in der Lage, den Arzt davon überzeugen zu müssen, daß sie das Kind bekommen wollte; eine Erfahrung, die eine jüngere Frau vielleicht dazu gebracht hätte, klein beizugeben.
Eine Frau über 30 oder 40 weiß wahrscheinlich eher, wo sie wichtige Dinge in Erfahrung bringt, wie sie die Informationen am besten verwertet und zu der Geburt kommt, die sie sich in einer Umgebung nach ihren Vorstellungen wünscht. Julie bekam ihr viertes Kind mit 40. Ihre anderen Kinder waren alle zu Hause geboren, und sie wollte, daß auch dieses eine Hausgeburt wurde.

Ich sagte ihnen einfach, daß ich das Kind zu Hause zur Welt bringen würde, es sei denn, sie könnten triftige medizinische Gründe nennen, die dagegen sprächen. Ein Arzt meinte, daß wahrscheinlich keine Hebamme zur Verfügung stände. Ich sagte, daß mich das nicht davon abhalten könne. Er sagte nichts mehr, und die Hebamme kam, als es soweit war. Ich mußte wirklich ganz schön abgebrüht sein.

Eine andere Frau hatte nie daran gedacht, ihr Kind woanders als in der Klinik zur Welt zu bringen, als sie jedoch eine Woche vor dem Termin die Entbindungsstation besichtigte, wurde ihr dort augenblicklich klar, daß sie sich nicht vorstellen konnte, in einer solchen Umgebung ihr Kind zur Welt zu bringen. Sie erlebte schließlich eine Hausgeburt.

Nachdem Caroline in der Klinik vier Stunden auf die Vorsorgeuntersuchung gewartet hatte, teilte ein Oberarzt ihr mit, daß ihre Geburt eingeleitet würde, daß eine Epiduralanästhesie nötig sei, weil eine eingeleitete Geburt immer schmerzhafter sei, daß sie sich augenblicklich entscheiden müsse und daß die Geburt beim ersten Kind immer mindestens 24 Stunden dauere. Zunächst war sie von der Situation überfordert, doch als sie weinend und ganz verzweifelt daheim ankam, unternahm ihr Mann sofort etwas und setzte sich mit dem behandelnden Arzt in Verbindung. Die Einleitung verlief komplikationslos, und sie brauchte keine Schmerzmittel, allerdings bat sie um eine Epiduralanästhesie, als die Übergangsphase begann. Als sie jedoch erfuhr, daß sie fast vollständig eröffnet war, hielt sie das nicht mehr für nötig. »Der Anästhesist kam zurück, um mir ›nur einen kleinen Piekser gegen die Schmerzen‹ zu geben. John fragte, was in dem ›Piekser‹ drin sei, und der Anästhesist sagte: ›Dolantin‹. Wir lehnten dankend ab.« Kurz darauf glitt das Baby heraus, und Caroline war sehr froh über ihre natürliche Geburt ohne Medikamente. Ihr Mann war dabei ihr Verbündeter und ihre Stütze gewesen, und sie hatten es gemeinsam erreicht. Zusammenfassend meint sie: »Der Ablauf der Wehen und die Geburt waren sehr befriedigend für mich, sicherlich zum Teil auch deswegen, weil mein Mann und ich unsere Rechte wahrnahmen und eine sehr gute Beziehung zur Hebamme herstellen konnten«.

Für die meisten Frauen verläuft es nicht so unproblematisch. Viele berichten, daß die Vorsorgeuntersuchungen unangenehm sind, die Verständigung schwierig ist und sie sich wegen der Selbstverständlichkeit, mit der die Ärzte ihnen die passive Rolle der Patienten zuweisen, frustriert und hilflos fühlen. Carole wohnt in einer englischen Industriestadt und berichtet, daß dort jede Frau ihr Kind im Krankenhaus zur Welt bringen muß. (Im Grunde sowieso eine merkwürdige Bezeichnung für den Ort der

Geburt eines Babys). Die Vorsorgeuntersuchungen wurden zum Teil von einer Hebamme und zum Teil in der Klinik vorgenommen. Bei der Hebamme fiel es ihr leicht, über Sorgen zu sprechen und Fragen zu stellen, ganz anders war das in der Klinik, wo die Frauen in langen Reihen wartend herumsitzen oder -stehen und »mit keinem der sie untersuchenden Ärzte ein zweites Mal zu tun haben«. Es gibt dort »kleine Umziehkabinen, in denen man zu warten hat, bis man gerufen wird« (diese Klinik ist erst vor fünf Jahren neu gebaut worden), »wie Beichtstühle mit einer Tür an jeder Seite und innen einem Sitz. Die Wände sind kahl. Du kriegst keine Menschenseele zu sehen, und es ist heiß. Es kann sein, daß man in diesen Kabinen bis zu einer Stunde lang warten muß.« Tatsächlich, so berichtet sie, hat sie einmal zweieinhalb Stunden darin verbracht. »Der Arzt taucht kurz auf, sagt: ›Guten Tag, alles in Ordnung . . . ich höre nur kurz Ihren Bauch ab . . . vielen Dank, bis nächste Woche dann‹.« Es gelang ihr niemals, von dem Frauenarzt irgendwelche Informationen über ihre Schwangerschaft zu erhalten, doch trotzdem ging sie weiterhin zu diesen Untersuchungen, um sich diesem Ritual zu unterziehen.

Eine andere Frau, von der anzunehmen ist, daß sie sich gut verständlich machen kann, da sie eine in der Forschung tätige promovierte Entwicklungspsychologin ist, berichtet, daß sie dem Arzt »jede kleinste Information aus der Nase ziehen« mußte und sie »den ganzen Vorgang als abstoßend« empfand. Joanne weigerte sich, weiterhin zu den Vorsorgeuntersuchungen in die Klinik zu gehen, nachdem sie dort »wie eine Idiotin« behandelt worden war und machte Termine mit ihrem Frauenarzt aus. Dilys, die mit 40 ihr drittes Kind erwartete, bestand nach ihren Erfahrungen mit den Vorsorgeuntersuchungen auf einer Hausgeburt:

Man händigte mir eine Broschüre aus und riet mir dringend, alle meine Fragen mit dem Arzt zu besprechen. Als ich zu ihm hineingebeten wurde, richtete er seine Fragen an mich, während er mir den Rücken zugewendet hatte und ein Formular ausfüllte. Er drehte sich lediglich um, als er meinen Bauch und meine Vulva untersuchte und schaute mir bei überhaupt keiner Bemerkung direkt ins Gesicht. Zu welchem Zeitpunkt bringst du deine innersten Ängste am besten vor? Vielleicht hätte ich einmal mit einer Froschmaske hineingehen sollen, einfach um zu sehen, ob ihm das überhaupt auffällt.

Sich alt fühlen

Wenn im Wartezimmer lauter jüngere Frauen sitzen, kann es sein, daß Sie sich älter vorkommen als Sie sind. Eine Frau, die wegen ihrer grauen Haare sehr empfindlich ist, bekam von einer Schwester zu hören, sie solle doch wieder heimgehen, heute wäre keine Untersuchungszeit für Großmütter. (Sie erhielt anschließend einen Entschuldigungsbrief). Andererseits sind viele Frauen angenehm überrascht, wenn sie feststellen, daß sie als ältere werdende Mütter nicht allein sind, und daß das, was eine Frau als »Gynäkologische Geriatrie« bezeichnete, eine übliche Erscheinung ist. Durch das medizinische Personal kann jedoch, oft unbeabsichtigt, der Eindruck erweckt werden, daß Schwangerschaft und Geburt besonders kompliziert sein werden. Eine 37jährige Frau berichtete, daß sie während ihrer ganzen Schwangerschaft das Gefühl hatte, in der renommierten Universitätsklinik, wohin sie zu den Vorsorgeuntersuchungen ging, wie ein »Wundertier« behandelt zu werden.

Die 36jährige Nancy berichtete, daß sie versuchte, von den Hebammen in der Klinik zu erfahren, ob eine Geburt nach Leboyer möglich sei und sie nach 48 Stunden die Klinik verlassen könne. Sie sagten ihr, sie solle sich an den Chefarzt wenden. Der Termin, um den sie bat, wurde immer wieder hinausgezögert, also fragte sie bei der nächsten Vorsorgeuntersuchung den behandelnden Arzt. Er meinte: »Ach, an Ihrer Stelle würde ich mir darüber keine Sorgen machen. In Ihrem Alter ist es mehr als wahrscheinlich, daß Sie die letzten Schwangerschaftswochen in der Klinik verbringen und dann eingeleitet werden oder einen Kaiserschnitt bekommen.«

Eine Frau, die nach einer langen Pause wieder ein Kind bekommt, kann ihre jetzigen Erfahrungen mit den vorherigen

Geburten vergleichen. Wenn ihre größeren Kinder schon Jugendliche sind, dann liegt die Zeitspanne dazwischen, in der eine vollständige medizinische Technisierung in der Geburtshilfe stattgefunden hat. Zum Beispiel verglich eine Frau die persönliche Fürsorge, die sie mit zwanzig erhielt, als sie sich »ziemlich pfiffig« dabei vorkam, ein Baby zu bekommen, mit der unpersönlichen, fabrikmäßigen Babyproduktion, die sie erlebte, als sie mit 42 noch ein Kind bekam. Sie bemerkte, wie »schlimm« es heute zugeht. Eine andere meinte: »Schwangerschaft und Geburt scheinen heutzutage ein Alptraum zu sein. Man hat große Angst und macht sich dauernd Sorgen wegen der Daten und ob das Baby auch wächst.« Viele Frauen machten in großen Kliniken so schlechte Erfahrungen, als sie Ende 30 noch einmal ein Kind erwarteten, daß sie sich darum bemühten, ihr Kind in einer kleinen Entbindungsklinik oder zu Hause zur Welt zu bringen, und sie waren über ihre Entscheidung sehr froh. Einige, die Anfang 30 waren, brachten ihr erstes Kind zu Hause zur Welt. Oft mußten sie feststellen, daß sie darum kämpfen mußten, auch wenn sie gelegentlich die Unterstützung ihres Arztes hatten. Die 33jährige Jill schreibt, daß sie bewaffnet mit Statistiken und Argumenten über die Vorteile einer Hausgeburt zu ihrem Arzt ging. Woraufhin er ihr allen Wind aus den Segeln nahm, indem er meinte: »Oh, ja, das wäre sehr schön. Eine Hausgeburt habe ich schon lange nicht mehr erlebt.« Ein anderes Kapitel waren Klinikärzte. Einer machte Jill klar, daß die Entscheidung, wo eine Frau ihr Kind zur Welt bringt, nicht ihre Angelegenheit sei, sondern von ihm getroffen würde. Er wurde bald eines Besseren belehrt und mußte die entsprechenden Stellen in der Karteikarte abändern. Nicht nur ist die Klinikbetreuung manchmal schematisch und unfreundlich, viele Frauen haben auch den Eindruck, daß das Unvermögen, eine Beständigkeit in der Betreuung zu wahren, im Grunde zu einer zweitklassigen oder gefährlichen Medizin und Geburtshilfe führt.

Eine schwangere Frau trägt für sich selbst und für ihr Baby die Verantwortung, die ihr offenstehenden Alternativen herauszufinden, die jeweiligen Vorteile gegeneinander abzuwägen und dafür zu sorgen, daß jeder weiß, was sie will. Das bedeutet, daß sie auch genügend Mut haben muß, sich nötigenfalls zu beschweren und ihre Zustimmung zu Maßnahmen zurückzuziehen, mit denen sie nicht zufrieden ist, wenn nicht überzeugendere Argumente dafür vorgebracht werden können. Das zieht eine Verhaltensweise nach sich, die sich wesentlich von der traditionell als der weiblichen Rolle angemessenen unterscheidet. Viele Frauen fühlen sich äußerst unbehaglich dabei. Sie möchten gefallen; es ist ein angenehmes Gefühl, den Arzt zum Lächeln zu bringen; sie möchten niemandem Unannehmlichkeiten bereiten oder gar dadurch auffallen, daß sie irgendwie anders sind. Sehr viel leichter ist es, den Erwartungen des Arztes an eine »nette Patientin« zu entsprechen. Diana Scully fragte in ihrer Untersuchung über die Ausbildung von Frauenärzten und Gynäkologen in den Vereinigten Staaten[1] Ärzte, wie sie eine gute Patientin kennzeichnen würden. In ihren Antworten wird besondere Betonung auf Passivität, Gefügigkeit und Zugehörigkeit zur Mittelschicht gelegt. Einer meinte: »Die Hauptsache ist, daß die Patientin versteht, was ich sage, zuhört, was ich sage, tut, was ich sage und glaubt, was ich sage.«

Die »laute Minderheit«

Eine Frau, die eine gute Ausbildung und eine berufliche Laufbahn hinter sich hat, trägt hierbei besondere Verantwortung, denn sie spricht auch für andere Frauen, die diese Vorteile nicht haben und sich vielleicht noch verlorener, verwirrter und ängstlicher vorkommen als sie selbst. Doch muß sie bei uns auf mögliche Feindseligkeiten oder Mißtrauen seitens des Arztes einfach aus dem Grund gefaßt sein, *weil* sie aus der Mittelschicht stammt und Fragen stellt (in medizinischen Veröffentlichungen werden solche Frauen manchmal als »die laute Minderheit« bezeichnet). In ihrer Ausbildung haben Ärzte meist gelernt, schwangere Frauen (und in Großbritannien zum Beispiel sind 88 Prozent der in der Geburtshilfe tätigen Ärzte Männer) lediglich

als Patientinnen zu sehen, die Anweisungen bekommen. Möglicherweise besteht geschickte Kommunikation für sie darin, diese Anweisungen unmißverständlich zu vermitteln und nicht in einem beidseitigen Gespräch. Und wenn eine Patientin sich dem nicht fügt, »bleibt sie ihnen etwas schuldig«.
Ann Oakley schreibt in *Subject Women*[2]:

> Die Vorstellung, daß es die *Frauen* sind, die den Tod von Babys verursachen – weil sie nicht zu den Vorsorgeuntersuchungen (oder nicht früh genug) gehen, rauchen, sich falsch ernähren, Geschlechtsverkehr haben, unverheiratet sind oder die *Sunday Times* lesen – setzt implizit den Ungehorsam der Frauen voraus, der darin besteht, zu tun, was *sie* für sich und ihr Baby für das Beste halten.

In einer Fußnote fügt sie hinzu, daß von Ärzten bestimmte Veröffentlichungen der *Sunday Times* gegenüber Frauen, die ihre Behandlung in Frage stellten, oft als ungeeignete Informationsquellen abgetan wurden. Tatsächlich kann es jeder Frau, die ihre Behandlung aufgrund einer Veröffentlichung in Frage stellt, passieren, daß sie mit den Worten abgefertigt wird: »Sie sollten nicht alles glauben, was Sie lesen« oder sie mit der schockierenden Entdeckung getadelt wird: »Sie haben *Bücher* gelesen!«
Natürlich gibt es Universitäten, in denen Psychologie und die Aneignung von Gesprächstechniken allmählich in die Ausbildung der Mediziner Eingang gefunden haben. Doch selbst dort können solche Fertigkeiten als ein Mittel betrachtet werden, Macht über die Patientinnen auszuüben und sie wirksam zu manipulieren. Ein Professor für Geburtshilfe, der die Vorteile solcher Lehrmethoden in seinem Fachbereich beschrieb, meinte zu mir: »Wir haben einen Film über den Umgang mit einer schwierigen Patientin«. (Leider warten wir bisher vergeblich auf den Film über den Umgang mit einem schwierigen Arzt.) Er fuhr fort, einige der Gesprächs- und Beratungstechniken, die gelehrt werden, zu erklären: »Blickkontakt ist wichtig«, meinte er und fügte, mir unentwegt in die Augen starrend hinzu: »Sie werden bemerken, daß ich jetzt mit *Ihnen* Blickkontakt herstelle«.
Wie wir festgestellt haben, findet eine ältere Frau sich möglicher-

weise nur wegen ihres Alters in der Kategorie der »Risikofälle« wieder. Einige Geburtshelfer rechnen alle Erstgebärenden über 30 zu dieser Kategorie. Andere rechnen nur Frauen ab 35 dazu. Manche meinen, daß auch Erstgebärende ab 28 dazuzurechnen sind. Zur Kategorisierung der Frauen werden verschiedene Begriffe verwendet. Einer davon ist »alte Erstgebärende«, der einer Frau nach ihren Worten »ein zahnloses Gefühl« vermittelte. Eine Frau, die unter 1,60 m groß ist, war sehr alarmiert über die Bezeichnung »alte zwergwüchsige Primigravida«. Gravida bedeutet lediglich, daß eine Frau schwanger ist, eine Multigravida oder Plurigravida ist eine Frau, die schon schwanger war. Wenn Sie schwanger sind, jedoch zwei Fehlgeburten hinter sich haben, sind Sie eine »Plurigravida«. Bezeichnungen, in denen der Begriff »Para« vorkommt, beziehen sich auf die Zahl der Schwangerschaften, die über 28 Schwangerschaftswochen oder länger gingen. Wenn Sie eine »Para 3« sind, ist das Ihre dritte Geburt. Wenn im Mutterpaß »Para 3« aber »Gravida 4« vermerkt ist, haben Sie dreimal geboren und eine Fehlgeburt gehabt. Mehrlingsgeburten und -fehlgeburten zählen in diesem System als eine Geburt. Eine »Nullipara« ist eine Frau, die das erste Mal schwanger ist, doch oft werden stattdessen die Begriffe »Primigravida« oder »Primipara« verwendet.

Die perinatale Säuglingssterblichkeit

Statistisch sind die Risiken für das Baby bei Frauen über 30 höher als bei 20jährigen. Unter 20 ist das Risiko ebenfalls größer. Die perinatale Säuglingssterblichkeitsrate bezieht sich auf die Todesfälle während der Geburt oder in der ersten Woche danach. In England und Wales beträgt die Säuglingssterblichkeit zur Zeit ungefähr 15 von 1000, in der Bundesrepublik Deutschland 17. Das ist jedoch eine sehr grobe Angabe, denn sie sagt nichts über die Lebensbedingungen der Babys aus, die am Leben bleiben, und auch nichts über die Frauen, die am ehesten Babys haben werden, die sterben. Hinsichtlich der Säuglingssterblichkeit in

Großbritannien fällt auf, daß es fast doppelt so sicher ist, wenn man mit einem Akademiker oder einem Manager verheiratet ist, als wenn man ganz unten in der sozialen Hierarchie steht, mit einem Mann verheiratet ist, der ohne Berufsausbildung oder arbeitslos ist. (Alle diese Daten beziehen sich auf den Beruf des Mannes.) Für Frauen, die überhaupt keine Unterstützung haben, besteht das größte Risiko. Es ist offensichtlich, daß die Säuglingssterblichkeit die Armut widerspiegelt. Sie ist ein Resultat all der Dinge, die wir unter sozialer Benachteiligung verstehen: mangelnde Ausbildung, schlechte Wohnverhältnisse, hohe Bevölkerungsdichte, unzureichende Ernährung, Streß, Umweltgifte, und vielleicht auch einfach das Unvermögen, sich des »Systems« zu bedienen, die Machtlosigkeit und Unfähigkeit, soziale Unterstützung für sich in Anspruch zu nehmen.

Die Einzelfaktoren lassen sich schwer voneinander trennen, denn Armut benachteiligt den Fötus noch auf ganz andere Weise. In der Schwangerschaft wird häufiger geraucht. Etwa acht Todesfälle auf 1000 Geburten könnten vermieden werden, wenn schwangere Frauen nicht rauchten, und viel mehr Babys würden mit einem günstigeren Geburtsgewicht auf die Welt kommen. Angeborene Mißbildungen wie etwa Spina bifida oder auch solche, durch die das Kind nicht lebensfähig ist, treten in den unteren Schichten ebenfalls häufiger auf, und allein diese Fehlbildungen machen 22 Prozent der Sterblichkeitsrate bei Säuglingen aus.

70 Prozent der Babys, die sterben, werden zu früh geboren. Auch hier besteht ein Zusammenhang mit der sozialen Stellung. Je höher die soziale Schicht, umso geringer ist der Anteil an Frühgeborenen. Arme Leute leben vielleicht in dicht bevölkerten innerstädtischen Gebieten, wo die Luft vom Blei der Auspuffgase verpestet ist. Wenn eine Frau den unteren sozialen Schichten angehört, ist es wahrscheinlicher, daß sie vor Erreichen des zwanzigsten Lebensjahres schwanger wird. Manche Frauen, die sich mit Empfängnisverhütung nicht auskennen oder deren Partner dagegen sind, bekommen ein Kind nach dem anderen, während ihr eigener Gesundheitszustand recht schlecht ist. Auch

scheint die Benachteiligung kontinuierlich weitergegeben zu werden, auch wenn einzelne dieses Muster durchbrechen, scheint es doch von den Eltern auf die Kinder überzugehen. Es gibt immer mehr Beweise dafür, daß eine gute Ernährung für eine Frau nicht nur während der Schwangerschaft, sondern auch vorher wichtig ist. Die Gewohnheiten der sozialen Schicht, der sie angehört, und vielleicht auch die ihrer Herkunftsschicht, spielen hier eine wichtige Rolle. Die Ernährung während ihrer Wachstumszeit kann ein weiterer Faktor sein, und vielleicht sogar die Ernährung ihrer Eltern.

Das Fazit dieser Seiten für Sie ist, daß das statistisch höchste Risiko, das auf schlechte soziale Bedingungen zurückzuführen ist, nicht auf Sie zutrifft. Falls Sie nach einem Alpha-Feto-Protein-Test und, falls Ihnen dazu geraten wird, nach einer Fruchtwasseruntersuchung, gewillt sind, bei einem mißgebildeten Fötus einen Schwangerschaftsabbruch vornehmen zu lassen, ist das Risiko weiter verringert. Wenn Sie selbst gesund sind und Ihre Schwangerschaft komplikationslos verläuft, also keine besonderen Risikofaktoren festgestellt werden, können Sie eine normale Geburt und ein gesundes Baby erwarten. Niemand kann Ihnen das garantieren, doch Verallgemeinerungen, daß ältere Frauen immer schwierige Geburten und beim Stillen weniger Erfolg haben, oder daß das Baby einer älteren Frau nach einer normalen Schwangerschaft einem größeren Risiko ausgesetzt ist, treffen nicht zu.

Es ist schwierig, Schmerzen zu messen oder vorherzusagen, ob die Geburt wegen Ihres Alters voraussichtlich schmerzhafter (oder weniger schmerzhaft) sein wird. Das hängt in hohem Maße von Ihrer seelischen Einstellung ab und davon, ob Sie den Schmerz als einen *Angriff* auf sich empfinden oder als Arbeit, die *für* Sie geleistet wird. Und das wiederum wird von der Umgebung beeinflußt, in der Sie Ihr Kind zur Welt bringen, von psychischen Faktoren wie zum Beispiel ob Sie sich gut aufgehoben und emotional unterstützt fühlen, und von Momenten wie Müdigkeit und Erschöpfung und widersprüchlichen Empfindungen hinsichtlich der Vorgänge. Alles das beeinflußt die Schmerzwahrnehmung. Eine Frau, die ihr Kind tatsächlich zu Hause im Bad, angenehm von warmem Wasser umspült, zur Welt brachte, meinte:

Ich möchte nicht den Eindruck vermitteln, daß das alles nur müheloses Vergnügen war. Wäre es nicht um die Geburt unseres Babys gegangen, hätten die gleichen Empfindungen weh getan. Nur durch die Liebe und die Freude wurden die Wehen zu »Arbeit« und waren nicht so sehr »Schmerzen«.

Geburtseinleitung

Manche Geburtshelfer leiten bei allen Patientinnen, die ein bestimmtes Alter überschritten haben, die Geburt routinemäßig ein, so daß die Wehen künstlich einsetzen. Manchmal sagt ein Arzt der Frau schon zu Beginn der Schwangerschaft: »In Ihrem Alter sorge sich dafür, daß Ihr Termin nicht überschritten wird«, oder er teilt ihr mit, sie solle ein oder zwei Wochen *vor* dem Termin zur Einleitung ins Krankenhaus kommen. Ein Geburtshelfer kann Ihnen unmöglich sagen, ob eine Geburtseinleitung für Ihr Baby sicher genug ist, wenn Sie sich erst in der ersten Schwangerschaftshälfte befinden, außer es liegt ein *medizinischer* Anlaß vor (am häufigsten Diabetes), dann sollte die Geburt früh einsetzen. Selbst mit den modernen Methoden der Reifebeurteilung wie serienmäßiger Ultraschall können Irrtümer über das Alter des Fötus auftreten, und es werden immer noch Babys entbunden, bevor sie für das Leben bereit waren, was Atemschwierigkeiten nach sich zog.
Als Schwangerschaftsdauer werden 280 Tage oder 40 Wochen angenommen, oft unabhängig von der Länge des Menstruationszyklus. Wenn die Periode unregelmäßig war, läßt sich der Zeitpunkt der Befruchtung besonders schwer feststellen. 30 Prozent der Babys kommen vor dem errechneten Termin zur Welt und 70 Prozent danach. Die meisten Schwangerschaften dauern etwa zwischen 38 und 42 Wochen, 90 Prozent der Geburten finden jedoch innerhalb von zehn Tagen um den

errechneten Termin herum statt. Ihr Alter ist ein unzureichender Grund für eine Geburtseinleitung.
Eine Einleitung sollte nur durchgeführt werden, nachdem Sie die Gründe dafür besprochen haben, genügend Zeit hatten, sich das zu überlegen, Ihnen die Vorgänge genau erklärt worden sind und Sie Ihre Zustimmung gegeben haben. Es fällt Ihnen leichter, darüber nachzudenken, wenn Sie sich nicht im Krankenhaus, sondern in Ihrer normalen Umgebung befinden. Manche Ärzte erwarten, daß ihre Patientinnen auf der Stelle zustimmen oder schicken sie für ein paar Minuten in ein Nebenzimmer, damit sie sich entscheiden können. Sie können dann sagen: »Ich möchte mir das in Ruhe überlegen, und ich glaube, daß ich Ihnen nicht vor nächsten Dienstag Bescheid geben kann«. Oder: »Ich möchte das in Ruhe mit meinem Mann besprechen«, obwohl der Arzt dann vielleicht fragt: »Ist Ihr Mann Geburtshelfer?« Wenn Sie mit Nein antworten, fragt er möglicherweise: »Ja, wie will er Ihnen dann bei der Entscheidung behilflich sein?«, wie das einer 36jährigen Frau passiert ist.
Ihre Geburtsvorbereiterin kann die richtige Person sein, mit der Sie über eine mögliche Einleitung reden. Sie kennt den Ablauf und weiß wahrscheinlich auch, welche Geburtshelfer besonders schnell zu einer Einleitung bereit sind und ob sie dazu neigen, ihre Patientinnen zu drängen oder des öfteren andeuten, daß das Baby stirbt, wenn die Einleitung nicht gemacht wird. Viele Frauenärzte verhalten sich so, daß sich ihre Patientinnen gegen Ende der Schwangerschaft regelmäßig emotional erpreßt fühlen. Frauen berichten, daß sie gefragt werden: »Übernehmen Sie die Verantwortung, wenn Ihr Kind stirbt?« oder: »Ihnen ist klar, daß Sie damit das Leben Ihres Kindes aufs Spiel setzen?«
Wenn eine werdende Mutter versucht, die Episiotomie, den Dammschnitt, durch den der Geburtskanal vergrößert wird, in Frage zu stellen, wird sie möglicherweise beschuldigt, absichtlich ihrem Baby schaden zu wollen, indem sie ihm die Geburt erschwert. Ihr wird mit Frigidität nach der Geburt und dem unweigerlichen Auseinanderbrechen ihrer Ehe gedroht, außerdem mit einem Gebärmuttervorfall in späteren Jahren, wenn sie dem

Dammschnitt nicht zustimmt. Diese Frauenärzte sind fest davon überzeugt, daß ihre Vorgehensweise besser ist als der Lauf der Natur, und daß sie eine fortschrittlichere Geburt bieten können. Das ist ehrlich gemeint, und oft sind sie ihren Überzeugungen zutiefst verpflichtet. Denken Sie daran, wenn Sie mit ihnen über Ihre Behandlung bei der Geburt sprechen.

Zwar wird Ihnen Ihre Geburtsvorbereiterin wahrscheinlich Informationen geben können, doch gewöhnlich ist sie hin- und hergerissen, Ihnen entweder Fakten mitzuteilen, so daß Sie selbst entscheiden können, oder alles für Sie so einfach und angenehm wie möglich zu machen, so daß Sie sich auf die Geburt einstellen können, was immer auch geschieht. Vielleicht hat sie das Gefühl: »Wenn bei dieser Frau die Geburt sowieso eingeleitet wird, kann ich ihr helfen, das psychisch zu akzeptieren und sie beruhigen«. Und sie hat völlig recht, wenn sie Ihnen sagt, daß manche Frauen nach einer Einleitung eine sehr schöne, komplikationslose Geburt hatten. Auf der anderen Seite ist das bei vielen nicht so. Zwar haben sich die Einleitungsmethoden in den meisten Kliniken seither gebessert, doch eine von mir durchgeführte Untersuchung über die Erfahrungen von Frauen mit der Einleitung[3] ergab, daß Frauen nach einer Einleitung sehr viel mehr Schmerzmittel brauchen. 95 Prozent der Frauen, die an einem Geburtsvorbereitungskurs der britischen Vereinigung für Geburtsvorbereitung teilgenommen hatten, bekamen nach einer Einleitung Schmerzmittel. Frauen, die Geburtsvorbereitungskurse besuchen, hoffen oft, soweit wie möglich ohne Medikamente auszukommen. Wenn die Geburt nicht eingeleitet wurde, kamen 50 Prozent der Frauen ohne Schmerzmittel aus. Die Frauen, die schon ein Kind ohne Einleitung bekommen hatten, wurden gebeten, die eingeleitete Geburt mit bisherigen, nicht eingeleiteten Geburten zu vergleichen. Gewöhnlich ist eine zweite Geburt leichter als die erste. Die Mehrzahl dieser Frauen gab an, daß die zweite Geburt *schmerzhafter* war.

Auch den Babys ging es danach nicht so gut, obgleich wahrscheinlich für mehr Babys bei einer eingeleiteten Geburt auch noch aus anderen Gründen ein Risiko bestand. Ein sehr viel größerer Anteil der Neugeborenen wurde von ihren Müttern getrennt, weil sie auf die Intensivpflegestation kamen. Es ist unwahrscheinlich, daß alle diese Babys krank waren, denn es ist üblich, jedes Baby, das eine schwere Geburt hinter sich hat, auf alle Fälle der Obhut der Intensivpflegeschwester zu überlassen. Seit der Veröffentlichung der Arbeit von Klaus und Kennell über die Mutter-Kind-Bindung[4] hat sich das in vielen Kliniken geändert.

Aufgrund der Schmerzmittel, die die Mutter bekommen hatte, fand noch eine andere Art von Trennung statt. Viele Frauen erlebten eine pharmakologische Trennung von ihrem Baby, das sie nicht in den Armen halten konnten, weil sie zu »benommen« waren oder das sie nicht anschauen konnten, weil sie eingeschlafen waren. Durch diese Trennung war die erste Begegnung zwischen Mutter und Kind unmittelbar nach der Geburt und mehrere Stunden lang danach stark beeinträchtigt. Auch das Stillen war beeinträchtigt, denn der Zeitpunkt, zu dem das Baby am leichtesten und natürlichsten gleich nach der Geburt angelegt werden kann, wurde verpaßt. Viele Babys waren von den Medikamenten betäubt, die die Mutter bekommen hatte. Gewöhnlich handelte es sich um Dolantin oder Dolantin in Verbindung mit anderen Medikamenten.

Ist die Geburt einmal eingeleitet und die Fruchtblase gesprengt worden, gibt es kein Zurück mehr. Der Arzt muß dann dafür sorgen, daß Sie innerhalb von 24 Stunden entbunden haben. Ein längeres Abwarten würde das Infektionsrisiko erhöhen. Deshalb muß er darauf vorbereitet sein, die Geburt »aktiv zu leiten« und sich an eine zeitliche Vorgabe zu halten. Professor Ian Donald warnt davor, daß »jeder Eingriff, wie geringfügig er auch erscheinen mag, die Verantwortlichkeit für Folgen nach sich zieht . . .«[5].

Die Entscheidung, die Geburt einzuleiten, ist ebenso schwerwiegend wie die, einen Kaiserschnitt durchzuführen. Die Geschwindigkeit der intravenösen Oxytozinzufuhr kann beschleunigt werden, um die Gebärmutter zu vermehrter Tätigkeit anzuregen. Das kann mit größeren Schmerzen verbunden sein, deshalb wird wahrscheinlich vorher oder kurz danach Dolantin angeboten oder eine Epiduralanästhesie vorgeschlagen. Wenn sich der Muttermund nicht öffnet oder die Herztöne des Babys auch nach Beendigung der Wehe schwach bleiben, ist der Arzt bereit, durch einen Kaiserschnitt einzugreifen. Wenn sich der Muttermund öffnet, es aber dann zu einem Stillstand kommt, weil die Frau eine Epiduralanästhesie hat und nicht spürt, wie sie am besten preßt, zu benommen oder zu erschöpft ist, kann die Geburt mit einer Zange oder manchmal der Saugglocke enden. Bei eingeleiteten Geburten ist es wahrscheinlicher, daß sie mit der Zange[6,7] oder einer Kaiserschnittentbindung[8] enden.

Eine Einleitung, die mit einem Kaiserschnitt endet, ist eine *erfolglose* Einleitung. Über zwei Prozent aller Einleitungen enden mit einem Kaiserschnitt. Professor Donald meint: »Keine Methode der Einleitung ist gleichzeitig absolut zuverlässig und sicher«[9]. In Großbritannien waren Einleitungen Anfang der siebziger Jahre besonders populär. Damals wurden fast 40 Prozent aller Geburten eingeleitet. Seitdem hat die Häufigkeit ständig abgenommen, hauptsächlich deshalb, weil sich herausgestellt hat, daß eine hohe Einleitungsrate keinem Baby das Leben rettet. Doch gibt es zwischen verschiedenen Kliniken und sogar zwischen verschiedenen Ärzten in ein und derselben Klinik immer noch große Unterschiede. Sie können den Frauenarzt nach der Häufigkeit der Einleitungen in seiner Belegklinik fragen. Wenn sie unter 15 Prozent liegt, dann hören Sie sich aufmerksam seine Erklärung an, warum bei Ihnen eine Einleitung nötig ist, weil er wahrscheinlich einen triftigen Grund dafür hat. Wenn sie über 20 Prozent beträgt, werden dort wahrscheinlich einige Geburten unnötigerweise eingeleitet. Die Grauzone zwischen diesen beiden Zahlenwerten ist ziemlich groß, denn in den verschiedenen Kliniken werden Frauen behandelt, die aus ganz unterschiedlichem sozialem Milieu stammen. Für Risikoschwangere, die sozial schlecht gestellt sind, bedeutet eine höhere Einleitungshäufigkeit vielleicht eher einen Vorteil als für Frauen, bei denen keine Risikofaktoren festgestellt werden konnten. Untersuchungen haben ergeben, daß bei Frauen aus niedrigeren sozialen

Schichten *weniger* häufig eingegriffen wird als bei Frauen aus der Mittelschicht.[10]

Es wird allgemein angenommen, daß die Häufigkeit der Einleitungen seit der »Einleitungspanik« der siebziger Jahre stark abgenommen hat. Das ist jedoch nicht so. Und selbst dort, wo weniger Einleitungen gemacht werden, werden häufig die Geburtswehen, die schon begonnen haben, beschleunigt. Auch diese Maßnahme hat ihre Risiken, in etwa die gleichen wie bei einer Einleitung. Manche Geburtshelfer sind der Ansicht, daß es richtig ist, bei allen Erstgebärenden über 30 oder 35 den Geburtsverlauf aktiv zu beeinflussen. Wenn Sie schon in der Klinik sind und im Bett liegen, ist es schwieriger, sich gegen einen intravenösen Tropf mit synthetischem Oxytozin zu wehren. Doch sollten keinerlei Eingriffe vorgenommen werden, die Ihnen nicht genau erklärt worden sind und bevor Sie nicht zugestimmt haben. Wie oberflächlich auch immer ein Eingriff erklärt wurde, in der Praxis wird davon ausgegangen, daß eine Frau verstanden hat, was ihr bevorsteht und dem Eingriff zugestimmt hat (zum Beispiel wird gesagt: »Sie werden jetzt ein wenig bei den Wehen unterstützt« oder »Ich piekse Sie jetzt ein wenig«. – Eine Frau, die gewöhnlich sehr zurückhaltend ist, rief »Es ist mir egal, ob Sie ein wenig oder sehr piekse. Ich möchte überhaupt keinen Piekser!«). Sie müssen also sehr schnell reagieren, um noch sagen zu können: »Nein, danke, ich möchte nichts«, oder: »Moment mal! Darüber möchte ich erst einmal reden.«

Eine Einleitung sollte nur in zwei Situationen durchgeführt werden: Wenn das Baby offenbar außerhalb der Gebärmutter sicherer ist als im Mutterleib, weil seine Versorgung dort nicht hinreichend gewährleistet ist und dann, wenn die Gesundheit der Mutter sehr unter einer weiterbestehenden Schwangerschaft litte. Der Muttermund sollte geburtsbereit sein, andernfalls sollten Sie über Nacht oder einige Stunden vorher Prostaglandinzäpfchen bekommen, damit er geburtsreif wird, bevor Sie an den Oxytozin-Tropf kommen. Manchmal ist das Oxytozin nicht nötig, weil die Geburt durch die Prostaglandine schon begonnen hat. Für die Mutter ist das sehr viel angenehmer und ermöglicht vielleicht

einen normalen Geburtsverlauf, weil sie aufstehen und umhergehen kann.
Wenn eingeleitet wird, kann man nicht erwarten, daß es eine schnelle Geburt wird. Sie kann sich lange hinziehen, und die sogenannte Latenzphase, bevor die Wehen eine wirksame Eröffnung des Muttermundes bewirken, kann länger dauern.
Ebenso sollten Sie sich auch bei der Ankündigung eines Kaiserschnitts die Zeit nehmen, das Für und Wider mit Ihrem Arzt zu besprechen. Vielleicht ist es eine bessere Lösung, daß die Geburtswehen zunächst ihren Lauf nehmen und alles für einen Kaiserschnitt bereitsteht. In vielen Fällen kann niemand mit Sicherheit sagen, was eine Gebärmutter leisten kann, bis die Wehen in Gang gekommen sind. Wenn schließlich doch ein Kaiserschnitt notwendig wird, überlegen Sie sich die Möglichkeit einer Epiduralanästhesie. Dann sind Sie bei der Geburt Ihres Babys wach und bekommen alles mit. Abby meinte, daß es »phantastisch« war:

Über meinem Bauch spannten sie einen grünen Vorhang auf, so daß ich nichts sehen konnte. Sobald das Baby dann geboren war, ließen sie den Vorhang herunter und gaben es mir. Ich war sofort in sie verliebt. Dann kam Bill herein, und ich wurde genäht. . . . Unsere neugeborene Tochter kam uns wie ein Wunder vor.

In manchen Kliniken dürfen Väter jetzt bei einem Kaiserschnitt unter Epiduralanästhesie dabei sein, und es lohnt sich, darum zu bitten, wenn Sie beide glauben, daß Sie das gerne möchten. Wenn ein Geburtshelfer diese Situation bisher noch nicht erlebt hat, dann nützt es sicherlich und bestätigt ihn auch in seiner Entscheidung, wenn er den Mann vorher kennenlernt und dann bereit ist, sich mit jemandem auf dieses Experiment einzulassen, der ihm schon bekannt ist.

Selbstzweifel

Manchmal lösen die Bemerkungen anderer unabsichtlich bei einer älteren Frau während ihrer Schwangerschaft Selbstzweifel aus. In der jeweiligen Situation lachen Sie noch darüber, doch mitten in der Nacht werden Sie plötzlich davon heimgesucht. Eine 38jährige berichtete, daß die schwangeren Teenager in der Klinik »entgeistert« waren, als sie ihr Alter erfuhren und riefen: »Sie könnten ja meine Mutter sein!« und: »Mein Gott, ich habe mir noch nie vorgestellt, daß *Lehrerinnen Babys* bekommen!« Ältere Frauen berichten oft über Bemerkungen, die sie bei der Vorsorge zu hören bekommen, wie: »Sind Sie dafür nicht schon etwas zu alt?« Oder: »Wir werden gut auf Sie aufpassen müssen«. Eine Frau lag mit freiem Unterkörper auf dem Untersuchungstisch, als der Chefarzt mit einem Gefolge von Studenten hereinkam, die ihre Notizbücher zückten. »Ah«, rief der bedeutende Mann aus, »hier haben wir das Musterbeispiel einer alten Erstgebärenden!« – »Und noch dazu das einer *sprechenden* alten Erstgebärenden!« erwiderte die Patientin und hob den Kopf.
Trotzdem sie sich verletzlich vorkommt und sich mit ihrem heruntergezogenen Schlüpfer im Nachteil fühlt, hat eine Frau über 30 wirklich eine größere Chance, mit den Ärzten zu kommunizieren, auch wenn die oft einen Schubs brauchen. Möglicherweise sind sie im gleichen Alter und von gleicher sozialer Herkunft wie die von ihnen betreute Schwangere, so daß eine Gemeinsamkeit vorhanden ist, oder der Arzt ist vielleicht jünger, so daß er sie nicht einschüchtert.
Sinn für Humor hilft, schon deshalb, weil eine Frau, die darauf besteht zu erfahren, was mit ihr gemacht wird und warum, sehr leicht als »ängstlich«, »neurotisch« oder »schwierig« abgestempelt wird und das auch in der Kartei vermerkt wird. Wenn Sie entschieden und beharrlich sein können, doch gleichzeitig im Ton eine gewisse Leichtigkeit an den Tag legen, haben Sie mehr Aussicht, daß man wirklich auf Sie eingeht. Wenn Sie einen Partner haben und ihn zu den Arztbesuchen mitnehmen, bedeutet das nicht nur, daß ihm bewußt wird, was Sie bei den Vorsorgeun-

tersuchungen erleben, sondern er kann auch selbst Fragen stellen. Dadurch ist der Arzt möglicherweise auch unbefangener, denn manche Klinikärzte sprechen nicht gerne mit den Frauen und finden es leichter, ein Gespräch »von Mann zu Mann« zu führen. Wenn Sie das tun, müssen Sie allerdings sicher sein, daß die beiden sich nicht verbrüdern und *für* Sie Entscheidungen treffen. Versuchen Sie zunächst einmal, möglichst viel in Erfahrung zu bringen, vorher gemeinsam die Dinge zu besprechen, die Ihnen am wichtigsten sind und sich eine Liste Ihrer Prioritäten zu machen. Sie können sogar versuchen, das Gespräch durchzuspielen, indem Sie abwechselnd die Rolle des Arztes übernehmen. Wie haken Sie am besten nach, wenn die Antwort auf eine Frage unbefriedigend ist? Denken Sie daran, daß Sie keine überstürzten Entscheidungen zu treffen brauchen. Außer in einem dringenden Notfall können Sie sich immer Zeit zum Überlegen lassen. Sagen Sie einfach: »Ich möchte in Ruhe darüber nachdenken«.

Reden Sie mit Ihrem Arzt wie mit einem Menschen und nicht wie mit einem autoritären Experten im weißen Kittel. (Stellen Sie ihn sich im Schlafanzug vor.) Und halten Sie sich vor Augen, daß die meisten Ärzte in Eile, überarbeitet und unter Druck sind, weil sie in viel zu kurzer Zeit viel zu viele Patientinnen abfertigen. Das heißt nicht, daß Sie sich beim Gespräch keine Zeit lassen sollten, weil Sie wissen, daß noch viele Patientinnen warten (obwohl das eine ganz natürliche Reaktion ist), sondern, daß Sie sich vorher überlegen, was Sie sagen wollen, ein konstruktives Gespräch führen und sich dafür *bedanken,* daß er sich die Zeit genommen hat. Manchmal bedeutet ein großer Andrang im Wartezimmer ganz einfach, daß Sie das Gespräch auf die nächste Vorsorgeuntersuchung verschieben müssen. In manchen Kliniken hat ein Arzt für jede Patientin im Durchschnitt nur zwei Minuten Zeit. Machen Sie klar, daß dieses Gespräch wichtig für Sie ist und machen Sie zumindest einen inoffiziellen Termin dafür aus. Schreiben Sie einen Brief an Ihren Frauenarzt, wenn Sie auf taube Ohren stoßen. Etwas, das schriftlich vorliegt, wird meist zur Kenntnis genommen, schon deshalb, weil auch noch andere Leute Einsicht in Ihre Unterlagen bekommen.

Einige der Probleme, mit denen ältere Frauen in der Schwangerschaft und bei der Geburt konfrontiert sind, werden eher durch die Besorgnis des Arztes um sie und die ärztlichen Bedenken als durch ihren gesundheitlichen Zustand verursacht. Die Schwangerschaft wird nicht in erster Linie als natürlicher physiologischer Vorgang gesehen, sondern als ein gefährlicher Zustand. Eine Hochschullehrerin für Geburtshilfe in Australien stellt das so dar:

Die Unterscheidung zwischen einer normalen und einer unnormal verlaufenden Schwangerschaft ist undeutlich geworden. Einige Ärzte lehnen das »Normale« als unpassend ab und ordnen alle schwangeren Frauen in die Kategorien »geringes Risiko«, »mittleres Risiko« oder »hohes Risiko« ein. Normalität wird zu einer Auszeichnung, die nach dem Ereignis nur den wenigen Frauen verliehen wird, die Schwangerschaft und Geburt ohne auch nur die geringste Abweichung vom physiologischen Ideal absolviert haben.[11]

Und hier stehen die Chance für eine ältere Schwangere besonders wenn sie ihr erstes Kind erwartet, äußerst schlecht. In Geburtshilfe- und Hebammenlehrbüchern wird sie manchmal abgehandelt, als stände sie mit einem Fuß schon im Sarg, mit einer erhöhten Wahrscheinlichkeit von Gebärmuttermyomen, Fehlgeburt, zu hohem Blutdruck, vorzeitig einsetzender Geburt, einer langdauernden, dysfunktionalen Wehenperiode, von Zangengeburt und Kaiserschnitt. Es ist verständlich, daß ein Arzt, der nicht viel Erfahrung mit der normalen, gesunden älteren schwangeren Frau hat, ängstlich wird und dann seine Ängste auf seine Patientin überträgt. Wenn der Blutdruck einer Frau steigt, kann das zum Beispiel die direkte Folge einer Anhäufung von Untersuchungen, die das Selbstvertrauen erschüttern, von Warnungen des Arztes und belastender Vorsorgeuntersuchungen sein. Wenn die Frau dort ankommt, fühlt sie sich wohl und körperlich auf der Höhe, wenn sie herauskommt, fühlt sie sich in ihrer Gebärfähigkeit in Frage gestellt, krank vor Angst, ist frustriert, und oft könnte sie platzen vor unterdrücktem Ärger. Es wäre erstaunlich, wenn sich das *nicht* auf ihren Blutdruck auswirkte.

Die Ruhe bewahren

Vielleicht hilft es, wenn Sie eine regelmäßige Ruhepause in Ihren Tagesablauf einplanen, Yoga, Meditation, Entspannung oder Zeit für langsame Tiefenatmung oder einfach den Genuß eines entspannenden Bades in einem angenehm beleuchteten Raum. Sehr wichtig ist es auch, daß Sie einen Weg finden, Ihre Gefühle zum Ausdruck zu bringen. Ihr Ärger ist berechtigt, und es kann helfen, wenn Sie weinen, schreien oder auf ein Kissen einschlagen. Die meisten Frauen versuchen, so weiterzumachen, als wäre nichts geschehen und »vernünftig« zu sein und bestätigen so stillschweigend die Annahme, daß von einer Frau *ihrem Baby zuliebe* alles verlangt werden kann. Sich gegen die Art, wie Sie bei den Vorsorgeuntersuchungen behandelt werden, zu wehren, kommt Ihnen egoistisch vor, weil das ja alles nur zum Wohle Ihres Kindes geschieht.

Einige ältere Frauen haben relativ gute Erfahrungen mit Vorsorgeuntersuchungen und Klinikbetreuung, besonders die, die selbst im Gesundheitswesen tätig sind. Sie befinden sich auf vertrautem Boden und kennen vielleicht sogar ihre Betreuer. Andere genießen es, in einer gut funktionierenden und effizient geführten Institution in den Ablauf integriert zu sein und fühlen sich angesichts der Anwendung moderner Technologie in der Geburtshilfe sicher und gut aufgehoben. Fiona berichtet, daß sie sich augenblicklich unter einem himmlischen Zustand einen einwöchigen Aufenthalt in der Klinik vorstellt, wo sie die Anonymität *genießen* würde und sich wunderbar befreit fühlen könnte von den häuslichen Anforderungen und der Anwesenheit ihrer (noch so geliebten) Familie. In Anspielung auf meine eigenen Ansichten fügt sie hinzu: »Manche Frauen sind nicht solche Maschinenstürmerinnen, daß sie gleich hysterisch werden beim Anblick metallener Apparaturen oder so kindisch, daß sie den Papa Doktor oder die Mami Hebamme brauchen«. Doch selbst sie beschreibt ein Ereignis in ihrem glücklichen Klinikaufenthalt, bei dem sie sich völlig ihrer Persönlichkeit beraubt vorkam. Sie wurde im Lift auf einem fahrbaren Bett aus dem

Kreißsaal auf die Station gefahren und befand sich inmitten von Krankenpflegern und Schwestern:

Sie machten Witze über ihre Verabredungen am Wochenende, und ich überlegte mir, ob es ungehörig wäre, mich an ihrer Unterhaltung zu beteiligen. Doch mir wurde klar, daß damit niemand rechnete. Ich war einfach ein zu transportierender Körper.

Es erfordert eine gewisse Willensanstrengung und Phantasie, um angesichts dieser Situation zu bejahen, daß Hebammen und Schwestern Helferinnen anstatt mächtiger Autoritätsfiguren, die uns die Verantwortung für den Ausgang der Schwangerschaft entziehen, sein können. Obwohl uns ein verzerrter medizinischer Standpunkt oft den Eindruck vermittelt, daß unser Leben sich nach Statistiken richten sollte, lehrte uns unsere persönliche Erfahrung, daß eine solche Ansicht unhaltbar ist. Der Wert, den wir bestimmten Ereignissen und Beziehungen beimessen, muß auch Einfluß auf die Entscheidungen haben, die wir treffen. Wenn wir nur an die Statistiken dächten und daran, die Säuglingssterblichkeit um eine Zahl hinter dem Komma zu verringern, ganz gleich, was das für eine Auswirkung auf menschliche Gefühle und Werte hätte, dann könnten wir öffentlich dafür eintreten, daß alle Mehrlingsschwangerschaften durch Ultraschall erkannt und umgehend abgebrochen werden. Dadurch könnten in England und Wales jährlich 800 Fälle von Säuglingssterblichkeit verhindert werden. Daß wir nicht so handeln, zeigt, daß Werte nicht nur von Zahlen abhängen. Selbst Ärzte, die sich leidenschaftlich mit der Statistik der Säuglingssterblichkeit beschäftigen, haben diese Lösung noch nicht vorgeschlagen. Wir werden niemals zu einer *völligen* Sicherheit bei der Geburt gelangen. Die Erwartung, daß das Baby vollkommen ist, wenn Sie alles richtig machen und jede nur mögliche Untersuchung machen lassen, schafft unerreichbare und unrealistische Normen. Mit der Entwicklung immer weiterer Tests, um das Befinden des Babys im Mutterleib festzustellen, kann die Situation entstehen, daß eine ältere Schwangere den größten Teil ihrer Zeit mit diesen oder jenen Maßnahmen und Prozeduren verbringt. Die

Entscheidung darüber, wieviel untersucht und getestet wird, ist auf lange Sicht keine medizinische Angelegenheit, sondern sie hat mit Lebensqualität zu tun und damit, wieviele Eingriffe wir zu tolerieren bereit sind, um zu mehr Wissen zu gelangen. Das Streben nach Perfektion in der menschlichen Fortpflanzung ist ein Phantom.

Ein Kinderarzt hat das auf folgenden Nenner gebracht:

In der menschlichen Fortpflanzung ist der Vergleich mit dem Produktionsprozeß oder dem Fließband unangebracht: Es wird dabei von einem einheitlichen, wiederholbaren und einwandfreien Standardprodukt ausgegangen, wobei alles, was dieser Norm nicht entspricht, umgehend und mit Recht zurückgewiesen wird. Indem wir Makellosigkeit zu sehr betonten, haben wir manchen Kindern und ihren Eltern wahrscheinlich einen schlechten Dienst erwiesen. Jeder Mensch ist das Ergebnis vieler sich aufeinander auswirkender Einflüsse, von denen manche vorteilhaft und andere schädlich für die Entwicklung sind. Die Mutter wird in ihrer ängstlichen Untersuchung des Neugeborenen, um sich zu überzeugen, daß es makellos ist, und in ihrer Überreaktion auf die leichteste Abweichung von der Idealnorm durch die stillschweigende Annahme der Spezialisten bestärkt, daß Vollkommenheit der Maßstab ist.[12]

6 Wenn das Baby geboren ist

Solange Sie noch schwanger sind, fällt es schwer, die nötige Phantasie aufzubringen, um sich vorzustellen, wie es nach der Geburt des Babys sein wird. Gespräche darüber, wie Sie sich fühlen werden, scheinen rein theoretischer Natur zu sein. Die Geburt steht ganz und gar im Vordergrund. Doch für viele Frauen sind die ersten drei Monate nach der Geburt mit ihren Freuden und Schwierigkeiten aufregender, erschöpfender und noch befriedigender als die Geburt selbst. Sie haben einen gefühlsmäßigen Höhepunkt erlebt, von dem Sie direkt in die Geschäftigkeit und Verantwortung gestürzt werden, die Sie fast 24 Stunden täglich in Atem hält.
Mütter, die ihr erstes Kind bekommen haben, berichten:

Am erschreckendsten ist es, daß einem das Kind nach der Geburt völlig fremd ist. Von den Zeiten, wo es heftig gestrampelt hat, hat man einen gewissen Anhaltspunkt über die Schlaf- und Wachzeiten, doch ansonsten tappt man völlig im Dunkeln. Das ist beängstigend.

Ich kam mir vor wie eine Fütterungs- und Trockenlegemaschine. Die ständige körperliche und emotionale Inanspruchnahme durch einen von mir abhängigen kleinen Menschen stellte einen solchen Gegensatz zu meinem bisherigen Leben (als Bibliothekarin in einer Universitätsbibliothek) dar. Mir wurde klar, wie wenig ich darauf vorbereitet war. Einer Säuglingsschwester dabei zuzuschauen, wie sie eine Puppe badet, hat wenig mit der Wirklichkeit zu tun.

Am dritten Tag war ich schrecklich deprimiert. Schwierigkeiten gab es, weil Robert (mein Mann) körperlich und seelisch erschöpft war. Er ist es nicht gewohnt, so intensiv soviel zu empfinden. Wir schrien uns an, und ich weinte und wollte sterben – der Anlaß war, was es zum Abendessen geben sollte, um Himmelswillen! Die Hebamme war besorgt und bat ihre Ablösung, am nächsten Tag vorbeizukommen – die mich dann fröhlich singend und wieder auf den Beinen antraf, damit beschäftigt, Windeln zu waschen.

Nachdem ich als Lehrerin daran gewöhnt war, mit mehr als 35 Kindern umzugehen, dachte ich, daß es mit einem Baby wie ein Spaziergang sein müsse. Obwohl ich mich in »Hochstimmung« befand, waren die ersten sechs Wochen immer noch ganz schön erschöpfend für mich. Ich war vom ersten Moment an in meine Tochter verliebt. Es war wirklich Verliebtheit. Jedesmal, wenn ich aufwachte, war ich freudig erregt, selbst, wenn es drei Uhr früh war. Ich genoß es, mit ihr zusammen zu sein, ganz nah bei ihr, sie zu berühren, zu küssen und sie anzuschauen, ständig an sie zu denken.

Es kann beängstigend sein, die Verantwortung für dieses neue Lebewesen zu spüren. Eine Frau, die sich sehr darum bemüht hat, alles, was mit dem Kinderkriegen und Heranwachsen zusammenhängt, in ihr wohlgeordnetes Leben zu integrieren, hat vielleicht manchmal das Gefühl, daß sich ein Abgrund vor ihr auftut. Der Konflikt zwischen ihren beruflichen Zielen, ihren Wünschen, den Forderungen ihres eigenen Egos und dem überwältigenden Gefordertsein durch die Bedürfnisse des Babys, kann groteske und beunruhigende Phatasien heraufbeschwören, sowohl im Schlaf wie auch in Tagträumen, die wie Halluzinationen sein können. Eine Frau, die schon Schritte zu einer Sterilisation unternommen hatte, ehe sie sich für ein Kind entschied, war tief beunruhigt über das Gefühl ihrer Macht, eine Schwangerschaft zu verhindern. Sie kam sich wie die böse Königin oder die schlimme Hexe im Märchen vor:

Nachdem ich aus der Klinik heimgekommen war, wachte ich jede Nacht auf und wußte nicht, wo sie ist, dachte, daß sie im Bett sein müßte, oder glaubte, daß sie zerdrückt oder erstickt sei. Manchmal bin ich nur leicht beunruhigt, und John sagt mir, daß sie im Kinderzimmer liegt. Im Extremfall bin ich schreiend aufgewacht und habe verzweifelt nach ihr unter den Kissen gesucht.

Außerdem ist da die erstaunliche Wirklichkeit des Babys, das nicht einfach ein Windelpaket, sondern eine Persönlichkeit ist. Viele Frauen empfinden eine Welle leidenschaftlicher Liebe, von der sie so sehr gefangen genommen sind, daß sie Schwierigkeiten haben, sich zurechtzufinden in der »realen« Welt mit den Essenszeiten und der täglichen Routine, mit Besuchern und Fragen, die an sie gestellt werden, mit Anforderungen aus anderen Beziehungen und Erwartungen der anderen an einen. Sylvia Plath macht in ihrem Gedicht »Three Women«[1] sehr lebendig die Kraft der völligen Hingabe an das Baby deutlich:

> Was taten meine Finger, bevor sie es umfaßten?
> Was hat mein Herz mit all seiner Liebe gemacht?
> Ich habe noch nie etwas so Liebenswertes gesehen.
> Seine Augenlider sind wie die Fliederblüte
> Und sanft wie ein Nachtfalter ist sein Atem.
> Ich werde es nicht loslassen.

Wenn Sie schon ein Kind bekommen haben, dann wissen Sie Bescheid, selbst, wenn es schon zehn Jahre her ist, und sie können sich lächelnd zurückerinnern an das Gefühl, sich vollkommen unfähig zu fühlen. Sie erinnern sich vielleicht an schlimme Selbstzweifel, an Panik, Stimmungsschwankungen, an das träumerische Gefühl, wenn das Baby sanft schlief, an die furchterregende Verantwortung, diesen neuen kleinen Menschen zu beschützen und zu umsorgen, den festen Druck seiner runden Ärmchen und Beinchen an Ihrem Körper, das Gewicht seines Köpfchens, wenn es mit größter Zufriedenheit beim Stillen eingeschlafen war, die feinen kleinen Haare auf seiner Haut und den warmen Pfirsichgeruch.

Wiedererwachte Neugier

Frauen, die nach langer Pause wieder ein Kind erwarten, freuen sich auf diese Dinge mit wiedererwachter Neugier, obwohl sie vielleicht über ihr Verhalten erschrocken sind und obwohl sie vielleicht zu Beginn der Schwangerschaft Vorbehalte haben, weil sie, wie eine Frau das ausdrückte, »wieder fest ans Haus gebunden« und »in die Falle getappt« sind. Sie wissen, daß es verrückt und chaotisch sein wird, doch es wird Spaß machen! Es geht nicht nur darum, daß »ein Baby jung erhält«; wenn das Baby dann wirklich da ist, kann es sein, als müßten Sie sich entscheiden zwischen Verjüngung oder Zusammenbruch.

Die Mutter eines »ungeplanten« Babys empfindet dem Kind gegenüber oft eine leidenschaftliche Nähe. Eine Frau meinte, daß das »beinahe psychisch« sei. »Vielleicht«, meinte sie, »müssen sie soviel intensiver darum kämpfen, auf diese Welt zu kommen, und dieser Kampf hat zu der Bindung geführt«.
Sie hatte sich mit dem Gedanken an eine Abtreibung auseinandergesetzt und nach einem inneren Kampf eindeutig dagegen entschieden, ungeachtet der Ratschläge, die andere ihr gaben. Einen gesonderten Kampf mußte diese Frau gegen die entsetzte Mißbilligung ihrer Mutter führen, die ein halbes Jahr lang nicht mehr mit ihr redete. Viele Frauen empfinden auch die hinderlichen Untersuchungen und Tests, denen sie sich im Verlauf der Schwangerschaft unterziehen müssen, als Bestandteile des langen Kampfes, das Kind zu bekommen.
Wenn eine ältere Frau ihre Erfahrung mit dem Nachzügler damit vergleicht, wie sie sich früher ihren größeren Kindern gegenüber als Mutter verhalten hat, dann stellt sie fast immer fest, wieviel entspannter, selbstsicherer und gelassener sie dieses Mal ist. Frauen, die das zweite Mal eine Familie gründen, haben selbst im Vergleich zu den älteren Frauen, die ihr erstes Kind bekommen, ein anderes Zeitgefühl und berichten, daß sie dem Kind Zeit widmen, weil alles andere ihnen relativ unwichtig erscheint. »Ich weiß, daß die Zeit viel zu schnell vergeht, solange die Kinder klein sind«, berichtet eine Frau, die vorher im pädagogischen Forschungsbereich tätig war, »und daß diese ersten Jahre entscheidend sind für das spätere Lernvermögen, das soziale Verhalten und die Aufgeschlossenheit gegenüber der Umwelt«. Einer erfahrenen Mutter ist auch klar, daß sich zunächst unüberwindlich erscheinende Probleme früher oder später in Wohlgefallen auflösen. Eine Frau, die sich während des pausenlosen Stillens ihres Babys wie in klösterlicher Abgeschiedenheit vorkam, erinnert sich, daß das nur ein vorübergehendes Stadium war und meint rückblickend, daß sie diese Zeit brauchte, um ihr Kind richtig kennenzulernen und vor äußeren Belastungen geschützt zu sein.
Für eine Frau über 30, die ihr erstes Kind bekommt, sehen die

äußeren Herausforderungen recht anders aus. Wenn sie sich die unabänderliche Veränderung ihrer Rolle vorstellt, dann schleichen sich in die Vorfreude auch Ängste ein, nicht nur ob sie der Sache gewachsen ist, sondern auch wie die Geburt des Babys sie als Person beeinflussen wird. Eine Zeitlang ist es interessant, nicht auf dem Sprung und »intelligent und interessant« sein zu müssen, doch noch während sie das zufrieden genießt, spürt sie vielleicht schon eine leichte Unruhe. Das ist stärker der Fall, wenn sie das Baby anfangs nicht wollte. Eine Frau, die über ihre Verzweiflung nach der Geburt des Kindes berichtet, meint:

Mein persönlicher Bereich ist mir abhanden gekommen. Am allermeisten beschäftigt mich meine Rückkehr in den Beruf. Anfangs dachte ich, daß ich ihn wahrscheinlich aufgeben muß und war voller Groll gegenüber dem Baby. Es war für mich eine unglaubliche Erschütterung, als ich merkte, daß ich schwanger war. Mein Arzt ist großartig, und er nahm sich sehr viel Zeit zum Gespräch, so daß sich das in mir nicht aufstaute. Meine Entscheidung lautete, ja, ich will das Kind. Jetzt frage ich mich besorgt, wie es gehen wird. Werden wir uns mögen? Wie werden wir dieses Problem gemeinsam klären können?

Die Möglichkeit, offen mit ihrem Arzt zu sprechen, half ihr, sich nicht ausschließlich damit zu beschäftigen, was die Geburt des Babys für *sie* bedeutet, sondern auch mit der Beziehung zu diesem neuen Menschen. Ohne diese Möglichkeit, sich auszusprechen, hätte sich diese Entwicklung vielleicht bis zu einem Zeitpunkt lange nach der Ankunft des Kindes hinausgezögert.

Eine berufliche Krise

Wenn eine Frau über 30 ein Kind bekommt, bedeutet das eine berufliche Krise, und oft wird einer älteren Mutter wahrscheinlich klar, daß sie sich nicht lösen lassen wird. Eine Frau, die ganz und gar in ihrem Beruf aufging und nicht bereit war, ihre Berufstätigkeit zu unterbrechen, berichtet, daß sie erst zur Ruhe kam, als ihr Arzt zu ihr sagte: »Also gut! Ich verspreche Ihnen, daß ich Sie dabei unterstütze, solange wie irgend möglich bei

Ihrer Arbeit zu bleiben und sobald nach der Geburt wie es sich verantworten läßt wieder anzufangen.« Viele Frauen sind sich gar nicht so sicher, daß das ihr Wunsch ist. Sie wissen nicht, ob sie wieder in ihren Beruf zurückkehren wollen oder wenn ja, zu welchem Zeitpunkt sie und ihr Baby dafür bereit sind. Sollen sie sich für ihren Beruf, das Kind oder Beruf und Kind entscheiden? Rechtlich ist es so, daß eine Frau aufgrund einer Schwangerschaft nicht entlassen werden kann. Wenn sie den Mutterschutz antritt, bekommt sie ihr Gehalt sechs Wochen vor und acht Wochen nach der Geburt weiterhin ausgezahlt und hat dann Anspruch auf drei Monate Mutterschaftsurlaub. In der Zeit erhält sie monatlich bis zu 600,– DM Mutterschaftsgeld. Ihr Arbeitsplatz muß solange für sie freigehalten werden. Die Entscheidung, ob Sie wirklich in Ihren Beruf zurückkehren wollen, liegt bei Ihnen, und Sie können mit der Kündigung bis 1 Monat vor Ablauf des Mutterschaftsurlaubs warten. Wenn Sie jedoch von Anfang an sagen, daß Sie Ihren Beruf aufgeben, dann verschließen Sie sich eine Möglichkeit, die Ihnen offensteht. Diese Regelungen treffen für Sie nicht zu, wenn Sie im letzten Jahr vor Beginn der Schwangerschaft weniger als 9 Monate eingestellt waren, gelten jedoch auch bei Arbeitslosigkeit.
Eine schwangere Frau ist sich wahrscheinlich sehr unsicher darüber, was in ihr vorgehen wird, nachdem das Kind da ist und kann sich vielleicht überhaupt nicht vorstellen, daß sie sich jemals in ihr Kind verlieben wird. Eine meinte:

Entweder fängst du gerade an, beruflich erfolgreich zu sein oder hast schon eine sehr gute Position. Für mich bestand das Problem darin, wie lange ich aussetzen sollte und daß ich nach zwei oder drei Jahren Pause Schwierigkeiten haben würde, wieder Fuß zu fassen.

Virginia berichtet, daß sie vorhatte zu promovieren, um »geistig wach« zu bleiben und befürchtete, daß ein Kind sie einlullen würde, wenn sie nicht entschiedene Schritte zur Entwicklung neuer beruflicher Fähigkeiten unternähme.
Es kann sein, daß Sie sich finanziellen Problemen gegenübersehen, und zwar vielleicht nicht so sehr wegen allgemeinen Geld-

mangels, sondern weil eine Frau über 30 gewöhnlich mehr als vor zehn Jahren verdient und der Gehaltsausfall eines Partners meistens einschneidende Veränderungen bedeutet. Oft befürchten Frauen auch einen Verlust ihrer Unabhängigkeit und Freiheit, die mit einem eigenen Einkommen verbunden sind:

Die Vorstellung, finanziell von meinem Partner abhängig zu sein finde ich beunruhigend. Soviele Jahre bin ich nun schon unabhängig. Ich komme mir wie in einer Falle vor, wenn ich daran denke, daß ich um Geld bitten muß für Dinge des alltäglichen Bedarfs, wenn ich sagen muß: »Ach, bitte, kannst du mir 50 Mark geben, weil ich diesen Monat nicht hinkomme?« oder: »Könntest du vielleicht diese Rechnung bezahlen?«

Eine Frau, die berichtet, daß sie »Glück hat«, weil sie täglich zwei Stunden daheim Kinderkleidung entwirft, meint, daß sie ohne diese Arbeit und ihr eigenes Geld wahrscheinlich sehr frustriert wäre. Die Unabhängigkeit, für die gekämpft wird, ist nicht nur ökonomischer Natur. Für viele Frauen ist sie Ausdruck ihrer Angst vor einem Verlust ihres Selbstwertgefühls.

Die Angst besteht darin, von der Fürsorge für das Kind so vereinnahmt zu werden, daß man geistig abstumpft und nur noch »Mutti« ist. Das Bild einer Frau, an der die Kinder hängen »wie Entenmuscheln, die eine Schiffswand überdecken und wie Napfschnecken, die sich an einem Felsen festsaugen«, diese schreckliche Vorstellung beschwört Margaret Atwood in ihrem Roman *The Edible Woman*[2] herauf. Eine überzeugte Feministin sieht sich der unausweichlichen Bedrohung gegenüber, daß sie sich an die Mutterschaft »verkauft« und einem Rollenklischee überantwortet hat, durch das die gesellschaftliche Unterlegenheit der Frau legitimiert wird. Eine Frau berichtet, daß ihre Freundinnen aus der Frauenbewegung »entsetzt sind darüber, daß sie ihre Unabhängigkeit aufgeben und sich zurückgezogen hat«.

Frauen, die ihr erstes Kind bekommen, beobachten Freunde und Verwandte mit kleinen Kindern mit größter Aufmerksamkeit. Sie schauen ihnen mit der Wachsamkeit und Konzentration eines Verhaltensforschers zu, der eine Orang-Utan-Herde studiert.

Und oft werden sie sehr kritisch gegenüber dem, was sie da zu sehen bekommen.

Völlige Hingabe

Eine Gruppe von schwangeren Frauen, die alle mit über 30 ihr erstes Kind bekamen, führte ein Gespräch darüber, was für Mütter sie gerne sein würden. Alle hatten Angst davor, sich nur noch dem Kind zu widmen.

»Ich kenne junge Eltern, die eineinhalb Jahr nicht mehr zusammen essen gegangen sind«, meinte Maureen.

»Das kenne ich«, meinte eine andere, »Freunden von uns geht es genauso. Aber sie haben ein sehr schwieriges Kind. Es schläft nicht länger als drei Stunden hintereinander, und sie ist einfach übermüdet.«

»Ich werde ziemlich sauer darüber, mit welchem Vergnügen andere Frauen sagen: ›Oh, du wirst keine Minute mehr für dich haben, du kommst nicht einmal dazu, ein Buch zu lesen‹«, beschwerte sich Julia. »Es scheint ihnen richtig *Freude* zu bereiten, wenn sie das sagen. Ich kann mir einfach nicht vorstellen, daß ich keine Zeit habe, ein Buch zu lesen oder einen Brief zu schreiben. Ich kann mir nicht vorstellen, so müde zu sein. Ich finde das sehr deprimierend.«

»Aus manchem, was die Leute sagen«, meinte Jane, »höre ich heraus, daß ich mich wohl in eine vollkommen andere Person verwandeln soll. Freunde von mir, die beide Ärzte sind und sich auf dem Höhepunkt ihrer Karriere befanden, haben gesagt: ›Es ist wunderbar, daheim so vor sich hinzuleben‹. Das kann ich mir nicht vorstellen. Ich fürchte mich davor, daß etwas *Biologisches* mit mir passieren wird.«

Eine andere Frau stellte fest, daß sich schon in ihrer Schwangerschaft Freunde von ihr zu distanzieren scheinen. »Es ist fast so, als würde das Schwangersein deine Entscheidungs- und Urteilsfähigkeit beeinträchtigen und als wäre deine Meinung deshalb nicht relevant (die des Mannes aber durchaus)«.

Der Kontrast zwischen diesen Ängsten und den Gefühlsaufwallungen, die eine junge Mutter erlebt, ist verblüffend. Eine Frau scheint sich nicht mehr auf die gleiche Weise zu schützen. Joan, die 20 Jahre lang als Krankenschwester gearbeitet hatte und ihr erstes Kind mit 38 bekam, berichtete, daß sie Angst hatte, die letzten Reste ihrer Unabhängigkeit für immer über Bord geworfen zu haben, als sie schwanger wurde. Im weiteren beschrieb sie ihre emotionale Reise auf dem Weg zum Muttersein.
Nach einer schwierigen und schmerzhaften Geburt, die siebzehn Stunden dauerte, wurde ihr Kind mit der Zange geholt und sofort auf die Intensivstation gebracht.

Ich gestehe, daß ich erleichtert war, mich in der ersten Nacht nicht um ihn kümmern zu müssen, denn ich war von all den Schmerzen tief erschüttert. Doch in den folgenden Tagen hatte ich die größte Freude an diesem kleinen Menschen, ich konnte kaum glauben, daß das wirklich mein Kind war. Mir ist klar, daß es für die meisten Menschen etwas ganz Gewöhnliches ist, ein Kind zu bekommen und daß mein Erlebnis nichts Einzigartiges ist. Doch die Gefühle, die für mich so unerwartet kamen, waren von so überwältigender Kraft, daß ich völlig unvorbereitet war. Manchmal war ich ganz verzweifelt bei dem Gedanken, daß dem Kind etwas zustoßen könnte. Es bedeutet mir soviel mehr, als ich mir das vorgestellt hatte.

Die Emotionen, die auf Sie einstürmen, wenn das Baby aus Ihrem Körper gehoben wird, kommen häufig unerwartet und scheinen mit eher konventionellen Vorstellungen von Liebe nichts gemeinsam zu haben. Manche älteren Mütter, die nie mit kleinen Babys zu tun hatten und gelesen haben, wie wichtig die Mutter-Kind-Bindung ist, fürchten, daß sich bei der Geburt nicht die entsprechenden Gefühle einstellen und die Anwesenden sie wegen ihrer Bindungsunfähigkeit kritisieren könnten. Im Grunde macht jede Mutter meist eine Phase gelähmten Erstaunens durch, das ist eine Übergangszeit, in der sie sich selbst erst langsam wiederfinden muß. Moira brachte das zum Ausdruck:

Der Kopf glitt heraus und dann halfen sie bei den Schultern. Er kam mir wie eine winzige Eidechse vor, alle meine Gefühle waren in einer Leere erstarrt angesichts dieses schönen, doch sehr häßlichen Wesens, daß da auf meinem Bauch lag. Dann sagte Tony, mein Mann, wie hübsch wir wären. Das verlieh dem Augenblick das Gefühl von warmen Schneeflocken.

Beim ersten Kind ist eine Frau, egal wie alt sie ist, anfangs oft ziemlich ängstlich im Umgang mit ihrem Baby.

Ich fand sie wunderschön, doch hatte ich Angst und war ständig von Sorgen umwölkt und furchtbar unsicher, bis sie sechs Wochen alt war. Dann lösten sich diese Wolken wunderbarerweise auf, und da waren wir drei, ganz unversehrt.

Jan hatte natürlich recht mit ihrer Vermutung, daß die vor sich gehenden Veränderungen zumindest teilweise biologisch sind. Zum Zeitpunkt des Geburtsbeginns ist die Frau körperlich und psychisch ganz und gar auf das Mutterwerden eingestellt. Die Hormonbildung während und nach der Geburt (die plötzliche Oxytozinausschüttung, die in gewisser Hinsicht immer noch unvollständig erforscht ist) geht mit Gebärmutterkontraktionen einher, die bewirken, daß der Muttermund sich öffnet und das Baby aus der Scheide hinausgeschoben wird. Im Anschluß daran zieht sich die Gebärmutter zusammen, um die Plazenta abzulösen und sich wieder auf ihre ursprüngliche Größe zurückzubilden, und das nimmt die Frau auch emotional mit. Sie wird von einer Welle starker Emotionen erfaßt, einer Leidenschaft, die von vielen Frauen in ihrem Schmerz und ihrer Freude intensiv als sexuell erlebt wird. Michel Odent hat das Oxytozin als »Glückshormon« bezeichnet, das nur ausgeschüttet wird, wenn die Frau fühlt, daß sie sich und ihrem Körper vertrauen kann. Dieses Hormon und noch andere gehen in den ersten Tagen nach der Geburt in ihren Blutkreislauf über, wodurch sie emotional labil, verletzlich und vor allem sehr reaktionsbereit wird.
Diese deutliche körperliche Verbindung mit dem Baby hält bei den meisten Frauen etwa sechs Wochen an, bei manchen sehr viel länger. Sie entspricht dem Zeitabschnitt »primärer mütterlicher Fürsorge«, wie er von Donald Winnicott beschrieben wird, obwohl mit diesem Begriff nichts von den starken »guten Gefühlen« und der beinahe animalischen Natur dieser Bindung zwischen der Mutter und ihrem Neugeborenen vermittelt wird. Für

das Überleben der Gattung Mensch ist das zweifelsohne von Bedeutung.

Selbstloses Geben

Die junge Mutter ist oft äußerst überrascht über ihre Fähigkeit, selbstlos zu geben und eine Geduld aufzubringen, die ihre Erwartungen weit übertrifft. Sie geht eine Beziehung zu ihrem Baby ein und sendet Signale aus, Berührung, Geruch, den Rhythmus ihrer Atmung und ihres Herzschlags. Ihr Blick ist auf das Baby gerichtet, und ihre Stimme ist höher als sonst, wenn sie in 5- bis 15sekündigen Abständen redet und ganz unbewußt ihre Ausrufe mit deutlich erkennbarem Takt wiederholt, die für alle Babys in allen Sprachen Bedeutung haben.
Offenbar gelöstes, zufälliges Verhalten ist in Wirklichkeit vollkommen den Bedürfnissen und der Dauer der Aufnahmefähigkeit dieses neugeborenen Babys angepaßt. Die Mutter beugt sich vor, so daß ihr Gesicht über dem des Babys ist, etwa eine Unterarmlänge von ihm entfernt. In diesem Abstand kann das Baby seinen Blick am leichtesten auf ihre glänzenden Augen und ihren sich bewegenden Mund fixieren, es ist der, mit dem das Baby von der Mutter ganz natürlich beim Stillen im Arm gehalten wird. Sie hebt spontan ihre Augenbrauen und beginnt zu sprechen. Die Bewegung erregt die Aufmerksamkeit des Babys. Sie lächelt, und bestimmte Bereiche in ihrem Gesicht treten stärker hervor. In fragendem Tonfall wiederholt sie einfache Silben und beginnt, das Baby für sich einzunehmen, indem sie ihren Gesichtsausdruck übertreibt, vielleicht sogar Grimassen schneidet, und vielleicht macht sie das immer wieder, wie ein Angler, der seine Leine auswirft. Schließlich beißt das Baby an und ist ganz begeistert. Seine Augen beginnen zu leuchten, es spitzt die Lippen, und vielleicht bildet es einen Laut oder gurrt vor Vergnügen. Die Beziehung zwischen Mutter und Baby funktioniert gut!
Das neugeborene Baby ist alles andere als ein passives kleines Bündel, es sucht Anregung, erforscht seine Umgebung und läßt

sich auf ein neues Abenteuer ein. Auch vom Kind werden Signale ausgesandt, es spielt in der Partnerschaft eine aktive Rolle. Es schaut die Stirn seiner Mutter an, und sie rückt näher, um seinen Blick aufzufangen. Endlich wendet es ihr seine Aufmerksamkeit zu, und die beiden beginnen ein Gespräch miteinander, in den ersten Tagen nur für kurze Zeit, bis das Baby sich langweilt und seine Aufmerksamkeit von ihr abwendet. Eine ängstliche Mutter bemüht sich dann weiterhin, beim Baby eine Reaktion hervorzurufen. Eine entspannte Mutter läßt es in Ruhe, damit es sich anderen interessanten Dingen zuwenden oder passiv sein kann, bis das nächste kurze, aber angeregte Gespräch zwischen ihnen beginnt. Es ist so, als würden die beiden lernen, miteinander zu tanzen. Wenn die Mutter ängstlich oder niedergeschlagen ist oder das Baby unter der Einwirkung von Schmerzmitteln steht, die es während der Wehen aus dem Blutkreislauf der Mutter erhielt, oder aufgrund einer schweren Geburt Kopfschmerzen hat, dann brauchen sie länger, um diesen Tanz des gegenseitigen Aufeinandereingehens zu lernen. Doch ist es erstaunlich, wieviele Mütter und Babys trotz der Tatsache, daß die Mutter glaubt, keine »Mutterinstinkte« zu besitzen oder Angst hatte, daß sie mit dem Baby »angebunden« ist oder »geistig verkümmert«, allmählich die größte Freude aneinander haben.

Sie beide haben den Vorteil, daß ihnen viel mehr ursprüngliche präverbale Signale zur Verfügung stehen, als wir in unserem Erwachsenenleben wahrzunehmen geneigt sind. Dazu gehört der Geruch. Viele Mütter sagen, daß ihr Baby sehr angenehm riecht. Und das Baby reagiert seinerseits auf den Geruch der Mutter. Aidan MacFarlane hat gezeigt, wie selbst fünf Tage alte Babys eine Stilleinlage, die ihre eigene Mutter auf der Brust getragen hatte, der Stilleinlage von einer fremden Mutter vorziehen. Der mütterliche Geruch wird noch durch die Wärme intensiviert, die in ihrer Brust entsteht, wenn sie auf das Weinen des Babys reagiert. Das Baby nimmt nicht nur den Geruch der Milch wahr, sondern auch den Duft, der von ihrer Haut ausgeht. Das liegt zum Teil daran, daß eine Frau, die gerade erst geboren hat, sehr viel Wärme hat und in den ersten Tagen nach der Geburt stark schwitzt und so die Flüssigkeit abgibt, die sich in den letzten Schwangerschaftswochen in ihrem Gewebe angesammelt hat. Mir ist nicht bekannt, daß jemals etwas über den Geruch des Nachgeburtsblutes geschrieben worden ist. Gewöhnlich wird das als ein unsauberes Abfallprodukt betrachtet, als Geburtsnachwirkung. Doch es hat einen intensiven, nachhaltigen und erregenden Geruch, der in gewissem Sinne stark mit Sexualität zu tun hat. Dem Baby kann dieser Geruch des nachgeburtlichen Blutes gar nicht entgehen. Wenn das Baby an der Brust saugt, wird durch das Oxytozin die Gebärmutter zusammengezogen, so daß mehr Blut ausgeschieden wird, manchmal (besonders am frühen Morgen nach mehrstündigem Liegen) in dicken, samtigen Klumpen. Für eine Frau, deren Kind noch nicht geboren ist, kann das abstoßend sein. Doch mit der Geburt stellen sich merkwürdige, ganz neue Wohlgefühle ein, die sich tief unterhalb der Ebene unseres bewußten Seins befinden und nichts mit den eher allgemein anerkannten Freuden, ein Kind zu bekommen, zu tun haben. Es wäre gut, sich auch diesen Gefühlen gegenüber zu öffnen.

Das Baby will lernen

Die gleichzeitig stattfindende Gehirntätigkeit ist sehr viel leichter zu erkennen. Wenn Sie aufmerksam hinschauen, werden Sie merken, daß das Baby lernbegierig ist und eine schnelle Auffassungsgabe hat. Warten Sie einen Augenblick ab, in dem es ruhig und munter ist, es ihm körperlich gut geht, es keinen Hunger hat, sondern hellwach ist und Sie aufmerksam anschaut. Dann strekken Sie ihm die Zunge heraus. Es ist durchaus wahrscheinlich, daß es nach einigen vergeblichen Versuchen leicht mit dem Mund zuckt und versucht, auch die Zunge herauszustrecken. Wenn Sie dieses Spiel ein paar Tage lang gemacht haben, und zwar nur, wenn das Baby aufmerksam und zufrieden ist, dann wird es Sie gekonnt nachahmen. Das ist der Beginn eines großartigen Spiels. Durch solche Nachahmung wird in jeder

Gesellschaft Sprache erlernt und Kultur allgemein angeeignet. Schon lange vor Beginn des Sprechens sind die Muster der Mundbewegungen und sogar der Gesichtsausdruck dabei festgelegt.

Wichtig ist, daß das Baby das Tempo bestimmt. Wenn ein Baby zu sehr stimuliert wird, weil ein Erwachsener, der beweisen will, daß er erfolgreich sein wird, sich zu heftig auf das Baby stürzt, wendet es sich ab und schaut angestrengt auf etwas anderes. Es ignoriert die heftigen Annäherungsversuche und vermittelt dem Störenfried ein Gefühl des Abgelehntseins. Wenn das zu häufig passiert, können sich die Eltern wie Versager vorkommen. Manche Babys mögen stärkere Anregung als andere. Sie müssen Ihr Baby erst kennen lernen. Wenn Sie einfach nach dem Buch vorgehen oder ein Lehrprogramm aufstellen, daß die Zeichen Ihres Babys außer acht läßt, dann beeinträchtigt das die Beziehung von Anfang an.

Während der Auslöser für das alles biologischer Natur ist, wichtig für die Entstehung einer Familienbindung und die Kulturüberlieferung in allen menschlichen Gemeinschaften, wird der besondere Ablauf von der Umgebung beeinflußt, in der die Mutter ihrem Baby das erste Mal begegnet und es kennenlernt. In der westlichen Welt ist das für die meisten Frauen heute die Entbindungsstation einer Klinik. Die dort herrschende Atmosphäre kann die Entstehung einer Bindung fördern oder behindern. Nur indirekt ist diese Atmosphäre von den Gardinen und Einrichtungsgegenständen abhängig. Sie wird von *Menschen* geschaffen.

Wie die Beziehung beginnt, wird nicht ausschließlich von den Vorgängen in der Zeit unmittelbar nach der Geburt bestimmt, sondern teilweise auch davon, was mit der Mutter während der Geburt und in der Schwangerschaft geschehen ist. Sie ist nicht einfach nur ein Gefäß für das Ungeborene gewesen. Ihre Einstellung zum Geburtsvorgang und die Betreuung, die sie erhält, die Art, wie sie als eigenständige Person und nicht lediglich als Versorgerin des Kindes behandelt wird, all das beeinflußt ihre Fähigkeit, sich dem Kind zuzuwenden. Wenn sie sich gut aufgehoben fühlt und von freundlichen Menschen umgeben, wenn sie spontan sein kann ohne sich fragen zu müssen, ob sie das Richtige tut, die Regeln befolgt oder einer bestimmten Norm entspricht, dann kann sie sich ungehindert an ihrem Baby freuen. Wenn sie liebevoll emotionale Zuwendung bekommt und sich in einer entspannten Atmosphäre befindet, dann kann auch eine Frau, von der man es am wenigsten erwartet hat, sich mit Freude auf ihr Muttersein einlassen. Es geht nicht darum, das »Richtige« zu tun; beim Versorgen eines Babys gibt es kein »richtig«. Es handelt sich vielmehr darum, das zu tun, wonach Ihnen zumute ist und sich nicht den Kopf darüber zu zerbrechen. Selbst wenn Sie während Ihres Klinikaufenthalts nicht die Möglichkeit haben, Sie selbst zu sein und sich dort nicht in Ihr Baby verlieben können, brauchen Sie nicht das Gefühl zu haben, eine genau abgegrenzte Gelegenheit verpaßt zu haben, die durch die Zeit und die Umstände ungenutzt verstrichen ist. In menschlichen Beziehungen gibt es glücklicherweise eine zweite, dritte und sogar eine vierte Chance. Von den besorgten Frauen, die über ihre Ängste vor der Zukunft und dem Verlust ihres Selbstwertgefühls diskutieren, merkte jede, wie überrascht sie über das Vergnügen war, das ihr, »die unglaubliche Schönheit, von einem Baby gefangen genommen zu sein«, bereitete.

Eine Selbsthilfegruppe

Wenn Sie mit 30 Ihr erstes Kind erwarten, dann empfiehlt es sich, daß Sie sich mit anderen Frauen gleichen Alters in Verbindung setzen, die auch ein Baby bekommen oder gerade bekommen haben. Ihr Arzt oder Ihre Hebamme können Ihnen vielleicht dabei behilflich sein. Bestimmt kann Ihre Geburtsvorbereiterin oder eine Stillgruppe in Ihrer Nähe den Kontakt herstellen. Nicht nur vor der Geburt hilft es, wenn Sie sich treffen und zusammen die Veränderungen in Ihrem Leben bereden. Auch nach der Geburt kann eine Selbsthilfegruppe sehr viel nützen, Sie wissen, Sie können Frauen anrufen, die Sie kennen und die die gleichen

Probleme haben. Viele Geburtsvorbereitungskurse treffen sich auch nach der Geburt weiterhin regelmäßig. Sie können sich entweder einer solchen Gruppe anschließen oder selbst etwas in die Wege leiten, was speziell Ihren Bedürfnissen als ältere Mutter eines ersten Kindes entspricht.
Es kann einigen Mut erfordern, neue Kontakte herzustellen, wenn das Kind schon da ist, und Schwierigkeiten machen, auszugehen und neue Leute kennenzulernen, wenn Sie sich nicht schon vorher darum gekümmert haben. Eine Frau, die mit 40 zum erstenmal Mutter geworden war und deren Freundinnen alle schon über 10jährige Kinder hatten, berichtete, daß das eine völlig fremde Welt für sie war und daß sie erst neue Menschen kennenlernte, die sie sonst wahrscheinlich nie getroffen hätte, als sie anfing, mit ihrem Kind eine Spielgruppe zu besuchen.

Ich treffe mich mit diesen tüchtigen 20- bis 25jährigen, die sehr gescheit über den Umgang mit Kindern und über Kindergruppen reden. Angesichts all meiner grauen Haare halte ich es für gut, diese Verbindung zu einer sehr viel jüngeren Altersgruppe zu haben. Vielleicht fühle ich mich dadurch weiterhin jünger, wenn mich die Anstrengung nicht völlig aufreibt.

Ella machte eine sehr schwierige Zeit durch, als ihre Tochter zwischen drei und sechs Monaten alt war. Das ist eine Zeit, wenn das aufregende Neue daran, ein Baby zu haben, langsam vergeht und die meisten Frauen merken, daß die endlose Wiederholung immer gleicher Aufgaben sie allmählich trübsinnig macht. Für Ella war es besonders schwer, weil Penny tagsüber die meiste Zeit wach war und nur viermal am Tag eine halbe Stunde lang schlief.

Im Gegensatz zu dem, was in Büchern steht, war sie offensichtlich *nicht* zufrieden damit, in ihrer Babywippe zu sitzen und Mutti dabei zuzuschauen, wie sie ihre Arbeit macht. *Sie* wollte etwas machen und fand es sehr frustrierend, daß sie das nicht konnte. Deshalb wollte sie ständig Aufmerksamkeit von mir, so daß wir gemeinsam Dinge »tun« konnten.

Ella hatte das Gefühl, »in einem Meer von Baby herumzuzappeln und nicht zu wissen, ob ich jemals wieder auftauchen werde«.

Sie fing an, ihr Kind anzubrüllen und war dann voller Schuldgefühle. Ihr Mann war ihr keine Hilfe, da er gerade einen neuen Film begonnen hatte und jeden Abend sehr spät heimkam, emotional und körperlich völlig erschöpft. Allmählich fühlte sie sich immer einsamer und begann, sich nach der Gesellschaft erwachsener Menschen zu sehnen:

Beim Arzt traf ich eine Frau, die in der Selbsthilfegruppe für junge Mütter in meiner Gegend war. Von da an ging es mir besser. Ich lernte ältere Mütter kennen, die gleiche Interessen und eine ähnliche Geschichte hatten (über 30, beruflich erfolgreich usw.), ich hatte jemanden, mit dem ich über meine neuen Erfahrungen und Schwierigkeiten reden konnte, und wir unterstützten uns gegenseitig.

Sie begann, anderen Frauen zu helfen, die sich gerade in einer Situation befanden, die sie schon hinter sich hatte, und meint, daß ihr das ein großartiges Gefühl vermittelte, noch anderen Menschen außer ihrem Baby nützen zu können. Durch die Arbeit in dieser Selbsthilfegruppe konnte Ella sich aus diesem Zustand völliger Selbstaufgabe für das Baby lösen. Und diese Zeit kann sich für eine Mutter, die gesellschaftlich isoliert ist, so lange hinziehen und so schmerzlich sein.

Müdigkeit

Ältere Mütter mit ihrem ersten Kind berichten im Gegensatz zu denen, die schon eine Familie haben, oft über die große Müdigkeit, die sie vor allem in der ersten Zeit überkommt.

Beide waren wir voller Ängste. Nachdem wir noch nie etwas mit Babys zu tun gehabt hatten, stützten wir uns auf Bücher. Ich begab mich freiwillig in Isolation, entschlossen, erst wieder aufzutauchen, wenn ich mein Selbstvertrauen wiedererlangt hatte.

Und dennoch erwies sich diese Erfahrung als nutzbringend, denn sie stellte fest, daß sich ihre Beziehung zu ihrem Mann dadurch festigte. »Die gemeinsame Versorgung von Gemma stellt in unserem dreizehnjährigen Beisammensein die längste ununterbrochene Periode gemeinsamer Interessen dar«. Andererseits stellen viele der Mütter, die in den ersten zwei Jahren nach der Geburt geschrieben haben, fest, daß ihre Libido sehr abgeschwächt ist, daß sie für Sexualität viel zu erschöpft sind und daß sie viel seltener Geschlechtsverkehr haben als vor der Schwangerschaft.

Eine Frau, deren Kind jetzt fünf ist, berichtet: »Das Baby nahm mich so sehr in Anspruch und ich war so müde, daß ich manchmal überrascht darüber bin, daß unsere Ehe überdauert hat«. Sie sagt, daß für ihren Mann »nichts mehr übrig blieb«, daß sie ihm »nichts mehr geben« konnte. Die ersten 18 Monate waren ein »dunkles, schwarzes Loch« in ihrem Leben.

Wenn diese Zeit überwunden ist, finden die meisten Paare wieder Gefallen an ihrer gemeinsamen Sexualität, falls sie sich in der Zwischenzeit, mit diametral entgegengesetzten Rollen und Pflichten, nicht auseinandergelebt haben.

Mit 45 genießt Diana, deren Kinder 20, 18, 14 Jahre alt sind, das veränderte Familienleben mit dem 10 Wochen alten Neuankömmling. Ihre Familie umfaßt drei Generationen (denn ihre Mutter lebt noch), und sie meint, daß die Geburt des Babys für sie »aufregend und verjüngend« war. Sie betont:

> Das Abenteuer, diese neue kleine Person geboren zu haben und für sie zu sorgen, ist interessanter als die Alternativen, die sich in einer beruflichen Karriere im mittleren Alter, in mehr Urlaub und mehr Möglichkeiten zum Ausgehen bieten. Unser Neuankömmling ist zu einem Zeitpunkt geboren, an dem wir in dem Alter sind, wo viele unserer Freunde müde, gelangweilt und frustriert sind und nicht wissen, was sie mit sich anfangen sollen!

Sie und ihr Mann haben das Gefühl, daß diese Erfahrung eine Bereicherung für sie war, und sie fühlen sich sehr viel jünger.

Es ist klar, daß es nicht nur darum geht, neue, schwierige Techniken zu lernen. Für Frauen, die bis dahin ausschließlich auf ihren Beruf konzentriert waren und Arbeiten erledigten, die einen Anfang, eine Mitte und ein Ende hatten, stellt die Versorgung des ersten Kindes eine völlig neue Tätigkeit dar, die niemals beendet ist und die sich nie ganz abschätzen läßt. Eine Frau beschreibt das so:

Es bereitet mir Schwierigkeiten, mit kleinen Kindern eine Arbeit zu Ende zu bringen, wenn ich meine Aufmerksamkeit gleichzeitig in verschiedene Richtungen lenken muß. In meiner Ausbildung bin ich dazu angehalten worden, »immer am Ball zu bleiben« und mich auf »jeweils in Angriff genommene Arbeit zu konzentrieren«, so daß ich völlig unvorbereitet auf so etwas war.

Eine andere Frau zählt die Dinge auf, die sie seit der Ankunft des Babys gelernt hat: 1. selten ein Gespräch zu Ende zu führen, 2. niemals eine Mahlzeit in Ruhe genießen zu können, 3. den Tee und Kaffee kalt zu trinken und 4. die nötigen Arbeiten zu verrichten, wenn das Baby schläft. Durch all das fühlt sie sich durch äußere Ereignisse »manipuliert«. Eine Frau, die ihr erstes Baby mit weit über 30 bekommt, scheint das manchmal noch intensiver zu empfinden, weil sie, wie eine Frau das ausdrückte, »ein erhöhtes Problembewußtsein hat und das alles ernster auffaßt, als Verpflichtung und Verantwortung«. Dieser Umstand und nicht einfach nur die Unfähigkeit zu Flexibilität oder mangelnde körperliche Energie machen am stärksten müde. Viele Frauen sagen, daß sie so über die Runden kommen, ohne eigentlich zu wissen, ob es gut oder schlecht geht. Es gibt unzählige Dinge zu erledigen, die sich ständig wiederholen und nicht sehr erhebend sind, für nichts bekommen sie Anerkennung, das meiste nimmt überhaupt niemand wahr, doch dies alles ist nebensächlich gegenüber der wichtigsten Aufgabe, die überhaupt keine Gestalt annimmt und Tag und Nacht weitergeht. Wenn man ihr allein, ohne die Unterstützung eines liebevollen Partners gegenübersteht, kann das ein Alptraum sein.
Doch wenn der Partner und andere Familienmitglieder sich beteiligen, ist es nicht unbedingt einfacher. Denn obwohl es möglich ist, Kraft aus deren Fürsorge und Anteilnahme zu ziehen, bedeutet die Geburt, daß gemeinsam radikale Veränderungen bewältigt werden müssen und ein neues Verständnis nötig ist, und das kann ein sehr schmerzlicher Prozeß sein. Müdigkeit

und Verwirrung können dazu führen, daß die Verständigung abbricht, und daß der Mensch, der sich am meisten darum bemüht zu helfen, die Frau am meisten irritiert. Wenn ein Kind in eine schon bestehende Familie hineingeboren wird oder ein Paar schon lange zusammenlebt und für seine Zweierbeziehung einen *modus vivendi* gefunden hat, dann steht eine Umstellung des gesamten Beziehungsgefüges bevor. Menschen, die sich in dieser Situation befinden, fangen an, sich selbst und andere in einem ganz neuen Licht zu betrachten. Das kann in mittlerem Alter eine wichtige Erfahrung persönlichen Wachstums sein.

7 Die Partnerschaft

Es tut Babys gut, wenn sich mehr als ein liebevoller Erwachsener um sie bemüht. Diese einfache Tatsache, die das Umsorgtsein innerhalb der Familie, das Baby auf der ganzen Welt genießen, widerspiegelt, ist durch psychologische Verlautbarungen von Experten verschleiert worden, die Müttern angedroht haben, daß sie ihren Kindern unermeßlichen Schaden zufügen, wenn sie sich nicht in den ersten drei Lebensjahren des Kindes tagein, tagaus, ganz und gar ihrer Aufgabe als Mutter widmen.

John Bowlbys[1] Arbeiten bewirkten, daß die Frauen von Furcht ergriffen wurden, sie könnten ihre Kinder vernachlässigen und ihnen etwas vorenthalten, wenn sie sie für eine wohlverdiente Pause einem anderen Erwachsenen überließen, und beeinflußten eine ganze Generation von Müttern. Oft empfanden sie Groll gegenüber einem Baby, mit dem sie in ihren vier Wänden in der Falle saßen, und wegen dieses Groll hatten sie dann Schuldgefühle. Natürlich hat daran nicht Dr. Bowlby Schuld. Seine Forschungen wurden von einer hinterhältigen gesellschaftlichen Kraft vereinnahmt, durch die Frauen in den sechziger Jahren als gute Ehefrauen und Mütter wieder ans Haus gebunden werden sollten und die ihnen vermittelte, daß dort ihre Erfüllung zu finden sei. Wenn ihnen das nicht gelang, waren sie keine »richtigen« Frauen. Mütter zogen Kinder groß, sammelten Garnrollen und leere Kartons, backten Brot und pflegten Häuslichkeit, als hinge ihr Leben davon ab. Wir dachten, daß wir das Beste für unsere Kinder taten. Einige von uns bemühten sich, auch außerhalb des Hauses etwas zu vollbringen, doch ohne daß unser Mann oder unsere Kinder das merkten.

Eigenes Geld zu verdienen und außerhalb der häuslichen Sphäre schöpferisch tätig zu sein, wird bei Frauen unterdrückt. Einer Mutter die Vorstellung einzuimpfen, daß sie die einzige Person von Bedeutung im Leben ihres Kindes ist, ist ein Mittel dazu. Hausarbeit hat von jeher als zweitklassig gegolten.

Es fällt einer Mutter leicht, sich einem kleinen Kind unentbehrlich zu machen, eine so intensive Beziehung ohne Raum für einen anderen Erwachsenen zu dem Kind herzustellen, daß es keinem anderen Menschen anvertraut werden kann, sich von niemandem sonst trösten läßt und akuten Trennungsschmerz erlebt, wenn sie versucht, diese Bindung zu unterbrechen. Die Frau, die ihre emotionale Erfüllung ausschließlich in der Familie bekommt, kann sich ihren Kindern deshalb unentbehrlich machen, weil sie sonst nichts wäre.

In Gesellschaften, in denen sich andere Familienmitglieder, Freunde und Nachbarn an der Betreuung kleiner Kinder beteiligen, akzeptiert das Kind andere ohne weiteres. Natürlich weiß es, wer seine Mutter ist, selbst wenen sie das Grundstück mit den anderen Frauen ihres Mannes und deren Kindern teilt, doch ist die Beziehung nicht von solcher Ausschließlichkeit, daß sie keine anderen Bindungen zuläßt. Die Beziehung zwischen Mutter und Kind ist ein wichtiges Band in einem ganzen Geflecht mannigfaltiger Beziehungen. Schaffer und Emerson[2] haben festgestellt, daß bei den Ganda alle Babys, mit Ausnahme ganz weniger Kinder, eine emotionale Bindung zu mehr als einem Menschen hergestellt hatten, oft zu mehreren verschiedenen Personen. Meist war der Vater von diesen Bindungspersonen die wichtigste. Doch im Lauflernalter hatten die Kinder auch eine Beziehung zu älteren Kindern hergestellt, von denen sie betreut wurden.

Im Leben einer jeden Mutter und ihres Babys gibt es, wie schon gesagt, eine besondere Zeit, in der die Beziehung auf andere Weise intensiv ist. Es handelt sich um die ersten sechs bis acht Lebenswochen des Kindes, um den von Donald Winnicott als »primäre mütterliche Fürsorge« bezeichneten Zeitabschnitt, wenn die psychisch-körperliche Bindung einer stillenden Mutter zu ihrem Kind häufig so stark ist, daß sie Vorrang hat vor anderen Beziehungen, die übrige Welt auszuschalten scheint und sie dazu bringt, auf ihr Baby zu reagieren und es zu beschützen wie eine Tigerin, die ihre Jungen verteidigt. »Mir war bisher noch nie klar geworden, wie stark das Tier in mir ist – glücklicherweise vielleicht?« Einige Frauen berichten, daß sich das auf ihre gesamten Gefühle auswirkt, die sehr viel konzentrierter und leidenschaftlicher sind.

Die früheste Bindung

Diese Phase zu Beginn des Mutterseins ist so ausgeprägt, daß man ein solches Verhalten bei jedem anderen für krankhaft halten würde. Doch für eine Mutter ist es ganz natürlich. Das Erkennen dieser ursprünglichen Bindung hat es in gewisser Weise ermöglicht, daß sie sich über den gesamten Bereich der Mutterschaft erstreckt und manchmal auch für Mütter mit zehn Monaten alten Kindern, zweijährigen, vierjährigen und auch achtjährigen als etwas Normales akzeptiert wird. Wenn eine Mutter diese emotionale Intensität nicht aufbringt oder sich von den emotionalen Anforderungen an ihre Psyche erdrückt fühlt, dann meint sie, daß etwas mit ihr nicht stimmt.

Eine Frau, die mit 30 oder 40 zum ersten Mal Mutter wird, hat davor häufig ziemliche Angst. Sie hat andere Frauen mit ihren Babys erlebt und von ihrer günstigen Lage, erfolgreich im Berufsleben zu stehen, aus beobachtet, wie es Studien- und Arbeitskolleginnen ergangen ist. Das kann einer der Gründe sein, weshalb sie bisher kein Kind bekommen hat. Sie wollte uneingeschränkt ihr eigenes Leben leben, Nutzen aus ihrer Ausbildung ziehen und etwas im Leben erreichen. Eine Frau drückte das mit den Worten aus: »Ich mußte meine Individualität schützen«. Eine andere meinte: »Ich habe das Gefühl, daß ich sehr stark von dem geprägt war, was alle anderen wollten oder getan hatten. Davon mußte ich mich befreien und selbst herausfinden, was ich wollte, und meine eigene Entscheidung treffen.« Und noch eine andere meinte:

Ich war eine unabhängige, ehrgeizige Karrierefrau in einer glücklichen Ehe, die auf Gleichberechtigung basierte. Ich betrachte diese Phase des Mutterseins (mit kleinen Kindern) als vorübergehend und als zeitlich begrenzte Unterbrechung in meiner beruflichen Entwicklung. Ich stelle mir vor, daß ich mein vorheriges dynamisches, individualistisches ehrgeiziges Selbst wiedererlangen werde. Wenn ich mit zwanzig Mutter geworden wäre, dann wäre ich mir eingesperrt vorgekommen, in meiner Unabhängigkeit und Freiheit beschnitten. Damals konnte ich nicht einmal ernsthaft eine Ehe in Erwägung ziehen, so stark war mein Wunsch nach Unabhängigkeit.

Manchmal wird einer Frau klar, daß sie in gewisser Weise ihren Partner »bemuttert«, und sie befürchtet, daß es zu einer Konkurrenzsituation führt, wenn das Baby ihre Aufmerksamkeit beansprucht. Für sie ist es wichtig, solche Ängste vor der Geburt zur Sprache zu bringen. In einem guten Geburtsvorbereitungskurs, in dem es reichlich Gelegenheit für offene Gespräche und Austausch zwischen den werdenden Eltern gibt, ist dies möglich. Sie können erkennen, daß andere Paare ähnliche Zweifel und Befürchtungen haben. Penny und Leo lebten seit fünf Jahren zusammen. Seine Mutter verließ die Familie, als er noch ein Baby war, und er wuchs bei seinem Vater auf. Penny war klar, daß sie ihn bemutterte:

Das hat einen großen Stellenwert in unserer Beziehung. Manchmal meint er: »Ich bin dann nicht mehr dein Baby« . . . also, das hört sich sentimental an! Für ihn ist das Baby eine Bedrohung. Doch ich habe gesehen, wie er sich kleinen Babys gegenüber verhält, und er geht sehr lieb mit ihnen um. Ich habe versucht, ihn in dieser Hinsicht zu beruhigen.

Prue bestätigt das von Penny Gesagte:

Mir geht es mit meinem Mann ebenso. Es war meine Entscheidung, ein Kind zu bekommen, und er hat mich darin nicht bestärkt. Doch ich habe gesehen, wie er mit Kindern umgeht. Er hat sich im Verlauf der Schwangerschaft sehr verändert. Anfangs hat er überhaupt kein Interesse gezeigt. Er machte sich Sorgen und meinte: »Ich fühle mich noch nicht alt genug, um eine Familie zu gründen«. Er wollte nicht angebunden sein. Jetzt freut er sich auf das Kind . . . Er hat sich völlig verändert.

Lyn berichtete:

Als ich merkte, daß ich schwanger bin, war Dicks Reaktion anfangs: »Um Himmels willen!« Er behandelte Kinder wie Marsmenschen, wie etwas Unbegreifliches! Er mied sie. Jetzt ist mir aufgefallen, daß er gelassener zu sein scheint, nicht nur gegenüber Kindern, sondern daß er sich auch emotional freier fühlt. Er war früher sehr zurückhaltend in seinen Gefühlen. Die Schwangerschaft hat ihm einen ganz legitimen Weg für Gefühle eröffnet, die er aus dem Spiel gelassen und vorher nie geäußert hat. Das hat sich auf unserer Beziehung sehr positiv ausgewirkt.

Wenn ein Paar die emotionale und auch die körperliche Vorbereitung auf das Baby gemeinsam erlebt, dann sind durch die Dynamik der psychischen Veränderungen beide den Belastungen nach der Geburt besser gewachsen und sie können Freude an den unvermeidlichen Veränderungen in ihrer Beziehung haben. Eine Frau betonte, daß sie und ihr Mann nicht nur sehr glücklich über die Schwangerschaft waren, es ging auch um die »Bindung« zweier Menschen.

Geteilte Verantwortung

Für die Frauen, die sich als glückliche und selbstbewußte Mütter bezeichnen, stellt ein liebevoller Partner, der mit gleich starkem Verantwortungsgefühl an der Kinderbetreuung beteiligt ist, eine lebenswichtige Voraussetzung dar. Eine Frau, die sich nach achtzehn Jahren die Geburt ihrer Zwillinge, sie war damals 35, und die anschließenden gemeinsamen Erfahrungen als Eltern zusammmen mit einem Mann in Erinnerung ruft, der sich nach ihren Worten »von Anfang an in gleichem Maße an der Versorgung der Kinder beteiligte«, meint:

Wir haben uns selbst entdeckt. Ein großer Bereich des Charakters eines Menschen zeigt sich, nachdem ein Kind angekommen ist, in der Art, wie man damit fertig wird . . . und wie man mit seinen Kindern umgeht. Das ist in den ganzen Jahren immer wieder eine Überraschung gewesen.

Meist ist dieser Partner der Ehemann, manchmal der Freund, manchmal eine Freundin. Die alleinstehende Frau, die niemanden hat, der die Aufgaben als Eltern mit ihr teilt oder die, die sich bemühen muß, ihr Kind großzuziehen, während ihr Partner völlig in seiner beruflichen Karriere aufgeht, befindet sich unweigerlich im Nachteil. Die meisten Frauen, die mir schrieben, wiesen ausdrücklich auf die Art hin, wie sie sich zusammen mit dem Partner über ihre gemeinsamen Verpflichtungen als Eltern verständigten. Wenn eine Frau ihr erstes Kind bekommt, die jahrelang berufstätig war und sich die Aufgaben im Haushalt mit ihrem Partner geteilt hat, dann wird sie mit ihm auch eher eine entsprechende Strategie der Kinderversorgung entwickeln als Frauen, die schon Familie haben und noch ein weiteres Baby bekommen oder nach einer längeren Pause, manchmal mit einem neuen Mann, nochmals eine Familie gründen. Gerade der zweite Ehemann mittleren Alters neigt dazu, seinen hauptsächlichen Aufgabenbereich außerhalb des Hauses zu sehen und die Versorgung des Kindes ausschließlich seiner Frau zu überlassen.

Doch für jede Frau, die beruflichen Belastungen ausgesetzt ist und gerade die Karrierestufenleiter erklimmt, hat der häusliche Bereich etwas von »Freizeit« an sich, von dem sie sich Ruhe und Frieden, Zufriedenheit und eine gewisse Geselligkeit verspricht. Er fühlt eine schwere finanzielle Verantwortung auf sich lasten und betrachtet sein Zuhause als einen Ort der Entspannung, wo er zusammen mit Frau und Kind eine angenehme Unterbrechung genießen kann. Solche Väter spielen mit ihren Kindern und »helfen« manchmal, doch für die Kinderversorgung fühlen sie sich nicht verantwortlich. Bei manchen der Frauen, die »mit dem Baby auf dem Arm« zurückbleiben, klingt Bedauern an und einige kommen sich in ihrer Rolle als Mütter augenscheinlich wie in einer Falle vor, zumindest zum gegenwärtigen Zeitpunkt, und betrachten die Abwesenheit ihres Partners kritisch.

Olivia bekam ihr erstes Kind mit 27, ihr zweites mit 36, nachdem ihr Arzt ihr gesagt hatte, daß sie keine Kinder mehr bekommen könne und eine Adoption nicht zustande gekommen war. Ihr Mann ist Universitätsdozent. Olivia berichtet:

Beim ersten Kind half er sehr viel mehr mit, weil er mich um meine Fähigkeit, das Kind zu ernähren, beneidete und alles für ihn tun wollte, was er nur konnte. Diesmal ist Laurence seltener daheim. Er hat einen sehr anstrengenden Beruf, der sehr viel Zeit in Anspruch nimmt und ist häufig auf Reisen. In siebzehn Monaten hat er das Baby vielleicht ein Dutzend Mal trockengelegt und steht vielleicht einmal pro Woche morgens für sie auf, wenn ich Glück habe. Unsere Rollen entsprechen sehr viel mehr dem üblichen Klischee als vor zehn Jahren. Laurence Arbeit hat für uns alle einen hohen Stellenwert. Er und ich haben nicht mehr die gleichen Berufsaussichten wie in der Zeit, als wir Anfang 20 waren.

Una ist 40, sie hat drei größere Kinder im Alter von 13, 11 und 9 Jahren und arbeitete vor der Geburt ihres vierten Babys halbtags als Dozentin an einer Universität. Ihr Mann kommt spät aus dem Büro heim und ist ihr bei der Hausarbeit und der Kinderbetreuung keine Hilfe. Una meint:

Ich frage mich, ob ich jemals wieder eine Stelle kriege, da mein Alter und die Zahl der arbeitslosen Akademiker gleichzeitig zunehmen. Manchmal werde ich ganz eifersüchtig, wenn ich mir den beruflichen Erfolg meines Mannes betrachte, denn einst waren wir uns in unseren geistigen Fähigkeiten und in unserer Qualifikation ebenbürtig. Was mich wirklich stört, ist, daß er abends mitten in der Woche weggehen kann, wenn er Lust dazu hat. Wenn *ich* einmal weggehen möchte, dann sagt er mir das zu, doch dann ist er an diesem Abend beruflich verhindert.

Sie gibt zu, daß sie sich intellektuell frustriert fühlt und voller Vorwürfe ist.
Teresa hat nach einer einjährigen Postpartumdepression im Anschluß an die Geburt ihres ersten Kindes jetzt ihr zweites Kind bekommen. Das erste Kind ist 2¼, und aus ihrem Brief geht hervor, daß die hormonellen Veränderungen im Zusammenhang mit der Geburt eine sehr unzureichende Erklärung für die Depression liefern, die jetzt wieder Besitz von ihr ergreift. Ihr Mann war von der Schwangerschaft sehr angetan, doch sie meint:

Ich wäre sehr froh gewesen, wenn er mir beim Einkaufen und der anstrengenden Hausarbeit geholfen hätte. Es hat mich sehr wütend gemacht, daß er mir keinerlei Hilfe angeboten hat, nachdem ich ein paar Mal darauf hingewiesen hatte, daß ich Hilfe brauchte, und ich war zu stolz, immer wieder darum zu bitten. Für ihn bedeutet Vatersein sehr viel Zärtlichkeit und mit »netten, wohlversorgten Kindern spielen«, doch sollte er auch einmal erleben, wie das ist, täglich Berge schmutziger Wäsche und benutzter Windeln abzutragen, ausgewogene Mahlzeiten zu planen und zuzubereiten und die nötigen Zutaten einzukaufen und das Spielzeug aufzuräumen. Er kann sich stundenlang mit David beschäftigen, doch hinterläßt er dann eine Flut von Spielzeug, Bilderbüchern, schmutziger Becher und Kleidung, die er offensichtlich überhaupt nicht mehr wahrnimmt, kaum daß sie ihren Zweck erfüllt haben. Wenn ich einmal weg bin, dann kommt er überhaupt nicht darauf, sich zu überlegen, was er dem Kind zu essen machen könnte, und das dann zuzubereiten.

Bis David neun Monate alt war, arbeitete sie noch ganztags. Das war für sie eine sehr belastende Zeit, denn sie fühlte sich hin- und hergerissen zwischen dem Kind und ihrem Beruf, und ihr wurde klar, daß die gesamte Verantwortung für das Kind und den Haushalt auf ihr lastete. »Wenn David krank war, dann war immer ich diejenige, die sich freinahm. Männer haben noch einen langen Weg vor sich«, meint sie, »ehe sie für ihre Kinder wirkliche Väter sind, so wie Frauen ihren Kindern wirkliche Mütter sind«.

Konditionierte Mütter

Nicht nur Männer nehmen es als gegeben hin, daß die Frauen für die Kinderbetreuung und die Hausarbeit verantwortlich sind und gehen davon aus, daß sie besser zur Kinderversorgung geeignet sind. Auch Frauen sind gesellschaftlich so konditioniert, daß *sie* das Gefühl haben, so sehr für den Haushalt und die Betreuung der Kinder zuständig zu sein, daß sie den Vater von einer vollen Beteiligung am Elternsein ausschließen. Die 38jährige Jill, die eine Teilzeitstelle als Lehrerin hat, kann daran nichts ändern, dieses Gefühl ist zu tief in ihr verwurzelt. Sie ist deprimiert, müde und in einem Zustand größter Verwirrung über ihre Rolle als Mutter/Ehefrau/Berufstätige und fühlt sich erdrückt von »einer schrecklichen Verantwortung«:

Selbst wenn ich Zutrauen zu meinem Mann habe, wenn er Sean versorgt, habe ich das Gefühl, daß *ich* dafür verantwortlich bin. Ich zögere und erinnere ihn an Dinge. Er würde lieber in Ruhe gelassen werden, um es auf seine Weise zu machen! Unsere Paarbeziehung hat sehr gelitten. Mir ist klargeworden, daß ich Mike manchmal aus meiner Welt, in der sich alles um das Baby dreht, ausschließe . . . Wir sind wie Schiffe, die sich im Nebel begegnen.

Bei einigen Frauen, die schrieben, war die Ehe unter dieser Belastung schon zerbrochen. Zum Beispiel berichtete Hannah, daß ihre Beziehung »unter der Last der Verantwortung, die allein auf mir ruhte, langsam dahinsiechte«. Sie wohnen jetzt in verschiedenen Stockwerken eines großen Hauses. Sie zieht den Sohn auf, doch sein Vater ist »sein bester Spielkamerad und gibt ihm vieles, was ich ihm nicht bieten kann«.

Die gesellschaftliche Abgeschiedenheit, die viele Mütter mit kleinen Kindern erleben, ist eine Erscheinungsform unserer westlichen, verstädterten Welt. In mohammedanischen Gesellschaften, die für viele im Westen der Inbegriff weiblicher Unterdrückung sind, haben Frauen in ihrem Bereich eine lebendige und sehr farbige autonome Welt, von der Männer ausgeschlossen sind.[3] Frauen teilen sich schwesterlich die Kinderversorgung, sowohl was die praktischen Aufgaben wie auch die emotionale Unterstützung der jungen Mutter anbelangt.

In Indien ist die Frau ebenfalls Mitglied einer Gruppe, die sich aus den Frauen der Brüder ihres Mannes, dessen Mutter und unverheirateten Schwestern zusammensetzt. Es gibt keine Privatsphäre, gleichzeitig aber auch keine Einsamkeit.[4]

In der Karibik gehören die Frauen einem schwesterlichen Netzwerk an, in der die Frauen sich gegenseitig helfen, klatschen, sich Rat geben und sich einander mitteilen, ihr Schicksal bedauern, Männern ausgeliefert zu sein, die zu nichts nütze sind, sich gemeinsam darum bemühen, ihre Kinder satt zu bekommen, sie zu kleiden, zur Schule gehen zu lassen und sie »ordentlich aufzuziehen«. In jedem Dorf erfüllen drei führende Persönlichkeiten, immer Frauen, die Funktion, eine Verbindung zwischen allen Haushalten herzustellen, und zwar die Postvorsteherin, die

Lehrerin und die Hebamme.[5,6] In ländlichen Gebieten ist eine Vereinsamung unmöglich, und die gleichen gesellschaftlichen Organisationsformen finden auch Eingang ins Leben der Hüttensiedlungen und der Behausungen der Armen in den Städten.

Häufig wird den Frauen gesagt, daß Depressionen nach der Geburt die Folge einschneidender hormoneller Veränderungen sind, und ihre Verzweiflung wird auf körperliche Vorgänge reduziert, die sich ihrem Einfluß entziehen. Das kann zwar für einige Frauen ein Trost sein, weil es zumindest nicht ihre »Schuld« ist, doch bedeutet es für viele auch eine Fortsetzung ihres Leids. Ihnen wird dadurch die Verantwortlichkeit oder auch die Gelegenheit genommen, die gesellschaftlichen Bedingungen, unter denen sie tagtäglich als Mütter funktionieren müssen und die die wahre Ursache ihrer Verzweiflung sind, zu verändern. Auch ist es für einen Mann nur allzu einfach, sich die Depression seiner Frau in Verbindung mit ihren Hormonen zu erklären und abgesehen davon, daß er ihr dringend rät, zum Arzt zu gehen, sonst weiter nichts zu unternehmen. Wenn sie dann wirklich zum Arzt geht, dann wird sie durch eine medikamentöse Behandlung häufig nicht geheilt. Eine kontrollierte Untersuchung über das üblicherweise verschriebene Mittel Imipramin ergab, daß es nicht besser wirkte als ein Plazebo.[7]

Mit der gesamten Verantwortung für ein schreiendes Baby, das einen *anzuschreien* und einem zu sagen scheint, was für eine hoffnungslos unfähige Mutter man ist, ganz allein in der Wohnung zu sein, dies ist eine *gesellschaftlich bedingte* Situation, die nichts damit zu tun hat, ob man eine Gebärmutter und einen Busen hat. Eine Frau berichtete: »Ich verstecke mich im Bad, wenn sie schreit. Vielleicht ist das eine Ersatzhandlung, anstatt sie die Treppe 'runterzuschmeißen.« Nicht nur Mütter machen das. Auch verzweifelte Babysitter und Au-pair-Mädchen, die das Kind nicht beruhigen können, handeln so.

Ärzte, Krankenschwestern, Geburtsvorbereiterinnen und andere Personen in beratender Funktion beschwichtigen junge Mütter weiterhin dahingehend, daß es lediglich einer Umstellung des Hormonhaushalts bedarf. Das ist eine Einstellung, die sich aus einer mittelalterlichen »Gebärmutterpsychologie« und aus Erkenntnissen, die Hysterie mit einer wandelnden Gebärmutter gleichsetzen, herleitet. Durch die klassische Psychoanalyse wurde diese Ideologie, wonach der weibliche Geisteszustand als direkte Konsequenz der Anatomie zu sehen sei, noch bestärkt. Die Fortpflanzungsorgane der Frau seien »der Schauplatz für das Ausagieren von Impulsen, vor allem Aggressionen, und ihren Nebenerscheinungen, sexuelle Ängste, und mit Mutterschaft und Schwangerschaft verbundener Ängste«[8]. Über männliche Stimmungsschwankungen sind keine solchen Behauptungen aufgestellt worden, es wird davon ausgegangen, daß sie stärker rein vom Gehirn bestimmt werden und nicht so sehr mit ihrer Physiologie verkettet sind. Doch Ann Oakley weist darauf hin[9], daß monatliche Zyklen bei Männern für die Körpertemperatur[10], das Gewicht[11], den Bartwuchs[12] und die Schmerzschwelle festgestellt worden sind und man zyklische Rhythmen bei emotionalen Veränderungen[13], dem Hormonspiegel im Urin[14] und Schizophrenie, manischer Depressionen und Epilepsie[15] entdeckt hat.

Die Rolle des Vaters

Im Grunde kann nicht davon ausgegangen werden, daß nur Frauen nach der Geburt unter Depressionen leiden. Für viele Paare stellt die Geburt eines Kindes eine große Krise in ihrem Leben dar, und das Vaterwerden kann für einen Mann ebenso belastend sein wie das Mutterwerden für die Frau. Manchmal ist ein Mann von seinen Gefühlen dermaßen überwältigt, daß er nicht in der Lage ist, der Frau den emotionalen Beistand zu geben, den sie braucht. Je stärker Männer an der Erfahrung der Geburt beteiligt sind, und zwar nicht nur als Zuschauer oder Mitglieder einer helfenden Berufsgruppe, sondern ganz gefühlsmäßig, sind sie mit vielen der psychischen Konflikte konfrontiert, die kennzeichnend für den Übergang zu einer neuen gesellschaftlichen Rolle sind. Auch sie erleben das primäre Beschäftigtsein mit dem Baby, von dem bisher angenommen wurde, daß das eine weibliche Eigenschaft sei.

Wenn davon ausgegangen wird, daß Männer immer stark sein müssen, daß sie keine Gefühle zeigen dürfen und daß ihre Hauptaufgabe in der materiellen Versorgung liegt, wobei alles Fühlen den Frauen überlassen bleibt, dann könnte das als schlechte gesellschaftliche Entwicklung betrachtet werden. Doch in Wirklichkeit bedeutet diese emotionale Beteiligung, daß das Paar eine Möglichkeit hat, das Elternsein gemeinsam zu erleben und sich einander zu öffnen wie nie zuvor. Diejenigen, die diese Erfahrung machen, empfinden sie als Bereicherung und unerwartete gute Begleiterscheinung des Elternseins.

Es kann einem Mann schwerfallen, sich auf das Baby einzulassen und eine Bindung zu ihm zu entwickeln, wenn es ihm von der Klinik als spezielles medizinisches Produkt präsentiert wurde und er den Eindruck hat, daß der ganze Vorgang des Kinderkriegens so riskant ist, daß man am besten alles den »Experten« überläßt. Auch finden es Väter ebenso wie Mütter schwierig, im Umgang mit dem Baby Selbstvertrauen zu bekommen, wenn sie sich wie zweitklassige Betreuungspersonen vorkommen und meinen, daß jemand aufpaßt, ob sie es auch richtig machen. Es gibt Situationen, in denen es beiden Eltern eher so gehen kann, daß sie den Eindruck haben, das Kind sei Klinikeigentum und sie große Bedenken haben, die Verantwortung für dieses empfindliche neue Lebewesen zu übernehmen. Wenn das Baby auf der Intensivstation war, vor allem in solchen Kliniken, wo Eltern nicht zur Beteiligung an der Versorgung ihres Kindes ermuntert werden, dann kann ein Mann so ängstlich werden, daß es ihm als die einfachste Lösung erscheint, sich von daheim fernzuhalten und sich auf seine eigene Arbeit zu konzentrieren.

In den Intensivstationen jedoch, in denen beide Eltern zu jeder Tages- und Nachtzeit willkommen sind und darin unterwiesen werden, wie sie bei der Versorgung ihres Babys helfen können, können sie schon sehr früh Selbstvertrauen entwickeln. In den meisten darüber veröffentlichten Untersuchungen wird besonders auf die Vorteile für die Mutter hingewiesen.[16] Doch oft ist es erstaunlich, welchen Einfluß das auf den Vater hat. Ein verständliches Zögern und Ängstlichkeit im Umgang mit seinem Baby verschwinden innerhalb von wenigen Stunden, und an ihre Stelle treten sehr viel Kompetenz und große Freude. Das Selbstvertrauen, das er dann gewinnt, kann indirekt auch der Mutter helfen, es vermittelt ihr den emotionalen Halt, den sie braucht. Manchmal hat es den Anschein, als würde die emotionale Energie, die ein Mann bei der Versorgung seines winzigen kranken Babys ausstrahlt, über das Kind hinaus auch auf die Mutter übergehen, so daß sie sich auf geheimnisvolle Weise ebenfalls umsorgt fühlen kann. Weil er nicht so tun muß, als wäre nichts geschehen und er Haltung zu wahren hätte, kommt er vielleicht näher an ihre Gefühle heran, so daß sie den schweren emotionalen Weg mit mehr Verständnis für die gegenseitige Verletzlichkeit gemeinsam zurücklegen können.

Obwohl es für Michael sehr beängstigend war, seine acht Wochen zu früh geborenen Zwillinge das erste Mal in der Intensivstation zu sehen, weil sie »an Apparate angeschlossen waren, die komische Geräusche von sich gaben«, berichtet er, daß er diese Apparate bei weiteren Besuchen kaum noch bemerkte, sondern nur noch seine Kinder. Er mußte die Angst überwinden, den reibungslosen Ablauf auf der Station zu stören, doch bald wurde ihm klar, daß das Personal ihn gern dort sah: »Wir hatten ein gemeinsames Interesse«.

Eines der Kinder litt unter dem Atemnotsyndrom, weil seine Lungen sich nicht genügend entfaltet hatten. Die normale Oberflächenbenetzung (der Oberflächenfaktor), vergleichbar mit den Bläschen in Spülmitteln, war nur teilweise ausgebildet, und als Folge davon kollabierten die Lungen seiner Tochter zwischen jedem Atemzug und klebten zusammen wie eine Plastiktüte. Um den nächsten Atemzug zu tun, mußte sie dann ungeheure Anstrengungen unternehmen.

Michael stand über den Brutkasten gebeugt, in dem sie um ihr Leben kämpfte und fühlte sich hilflos, unfähig, irgendetwas für sie zu tun, bis eine Schwester ihm vorschlug, er solle die Hand des Babys halten. Als er das tat, empfand er nicht nur Mitgefühl und Liebe, sondern hatte auch das Gefühl, als würde das Baby *ihm* Trost spenden. Er fing an, ihr Ärmchen zu streicheln und redete beruhigend auf seine kleine Tochter ein. »Sie schien sich zu entspannen«, berichtete er. Das Baby war an Geräte angeschlossen, die den Sauerstoffgehalt im Blut messen. Es war ihm gezeigt worden, wie man sie abliest, und zu seiner Überraschung stellte er fest, daß der Sauerstoffgehalt von etwa 60 auf 90 anstieg, wenn er sie auf diese Weise streichelte. Nachdem er das eine dreiviertel Stunde gemacht hatte, fiel ihm auf, daß sie es gern hatte, wenn er die Innenseite ihrer Oberschenkel streichelte und daß sie sich dann »sicherer zu fühlen« schien. Die Atmung fiel ihr leichter, und das Resultat war am Meßgerät abzulesen. Michaels Beziehung zu seinem Kind steht in großem Gegensatz zu der eines anderen Vaters, der, obwohl er sich nach den Worten seiner Frau Janet seinem Sohn »nahe« fühlt, ihre Ermunterung brauchte, um sich »auch durch körperliche Präsenz auf sein Kind einzulassen, die Windeln zu wechseln, ihn zu baden, zu füttern usw. Wie bei allen häuslichen Angelegenheiten«, meinte sie, »hat er sich da lieber ›rausgehalten und findet es jetzt einfacher, nachdem unser Kind 2½ ist, sich verständlich machen kann und nicht lediglich ein Objekt mit Bedürfnissen ist«. Dieses Kind war sechs Wochen zu früh durch Kaiserschnitt auf die Welt gekommen und verbrachte die erste Zeit auf einer Intensivstation, auf der es weniger liberal zuging und Eltern nicht sehr willkommen waren. Es bekam Gelbsucht und mußte noch einmal eingeliefert werden. Janet erwähnt zwar nicht, wie es ihrem Mann ging, doch berichtet sie, daß sie sich in der Klinik »eingeschüchtert« fühlte.

Barrieren abbauen

Die Beziehung eines Vaters zu seinem Neugeborenen wirkt sich auch auf die Beziehung zu seiner Frau aus. Michael war von dem Erlebnis mit seiner kleinen Tochter so aufgewühlt, daß er seine Gefühle seiner Frau gegenüber offen zeigen konnte. Sie meinte:

»Ich kann anfangen zu heulen, wenn ich allein bin und das für dumm halten, und wenn er in Tränen ausbricht, dann denke ich nicht: ›Du bist ein Mann. Ein Mann weint nicht.‹« Sie konnten sich gegenseitig so großen Halt geben, wie das bei einem Paar, das die ganze Zeit künstlich Hoffnung und Zuversicht aufrecht erhält unmöglich ist. Diese partnerschaftliche Haltung hielt auch weiterhin an, als die Babys heim durften und ist eine feste Basis, von der aus sie sich den Umstellungen im Haushalt und der harten Arbeit stellen können, die mit Zwillingen unweigerlich verbunden sind.

Doch natürlich wird ein Partner nicht nur dann gebraucht, wenn Schwierigkeiten auftreten. Viele Frauen berichten über die Freude, die sie bei einer gemeinsam erlebten Geburt empfunden haben und meinen: »Ohne ihn hätte ich das nicht geschafft«. Viele meinen, daß die Anwesenheit des Mannes bei der Geburt und die Art, wie er sich bei der Geburt seinen Gefühlen überlassen hat, sie zutiefst bewegt hat und daß sie diese Zeit nie vergessen werden. Nicht nur der Anblick des Neugeborenen und das Gefühl, wie es auf ihrem Bauch liegt, ist für eine Frau, die gerade geboren hat, tief bewegend, sondern auch, was das für ihn für eine Bedeutung hat und wie er spontan seine Gefühle durch Weinen, Lachen oder Zärtlichkeit zum Ausdruck bringt. Ein Mann sagte nur ganz langsam und deutlich: »Ui . . . uuiiii . . . . . uuuuiiiii!« Nicht allen Vätern entspricht eine so dramatische Ungezwungenheit! Nachdem ein anderer Vater seine Frau geküßt und ihr gesagt hatte, wie schön sie sei, nahm er das Baby hoch und tanzte mit ihm im Zimmer herum, wobei er »Waltzing Matilda« sang. Manche Frauen berichteten, daß sie zwar nach der Geburt nicht gleich ein starkes Zugehörigkeitsgefühl zum Baby hatten, doch als sie sahen, wie ihr Mann es in seinen Armen hielt und wie *er* auf das Kind reagierte, wurden sie von einer Gefühlswelle überflutet und verliebten sich auf der Stelle.

Sara und Philip entschieden sich bei ihrem zweiten Kind für eine Hausgeburt. Philip beschreibt das Erlebnis:

Es ist schwierig, ja unmöglich, anderen die Freude und das Staunen zu vermitteln, die Empfindungen, die ich hatte, als mein Sohn aus Sara herausglitt und dann mit ihrer Hilfe ihre Brust fand. Dan suchte mit seiner Zunge, als hätte er eine Oase in der Wüste erreicht und wäre auf der Suche nach dem lebensspendenden Nektar.

Bei der Geburt der Plazenta gab Sara Philip das Baby. »Zum ersten Mal wurde ich mir der Realität dieses neuentstandenen Lebens, dessen Entwicklung Sara und ich neun Monate lang erlebt hatten, gewahr... Die Geburt des eigenen Kindes«, fährt er fort, »ist das glücklichste und nachhaltigste Erlebnis, dem ein Mann beiwohnen kann«. Als die Hebamme gegangen war, verbrachten sie den Rest der Nacht mit ihrer kleinen Tochter alle zusammen in dem großen Bett. »Sie kuschelte sich an mich«, berichtet Sara, »und Dan lag ganz nah bei Philip«.
Die Intensität einer solchen Erfahrung scheint für beide Eltern den Weg für die intensiven Gefühle zu bereiten, die sich daran anschließen. Viele Paare sagen: »wir fühlen uns näher«. Eine Frau fügte hinzu: »Während der Geburt entwickelte sich ein absolutes Vertrauen zu ihm. Als Jake zur Welt kam, waren wir tief bewegt. Irgendwie vertiefte sich unser Verständnis füreinander.«
Die Geburt ist ein Markstein auf dem gemeinsamen emotionalen Weg, der Veränderungen in der Paarbeziehung bringt, wenn das Kind größer wird und sie neue Aspekte aneinander entdecken. Diese Entdeckungen können manchmal beunruhigend sein, und die Veränderungen bringen unweigerlich neben einer neuen Nähe auch neue Belastungen mit sich, die Grundlagen ihrer Beziehung werden deutlicher und bestimmter. Ein Mann antwortete auf die Frage seiner Frau, wie die Geburt ihrer jetzt zweijährigen Tochter seiner Meinung nach ihre Beziehung beeinflußt habe: »Die Pluspunkte unserer Ehe verstärkten sich, die Minuspunkte wurden noch vertieft«.
Die Geburt muß nicht unbedingt ein einmaliger, völlig losgelöster emotionaler »Trip« sein, obwohl sie häufig hierauf reduziert wird. Sie ist Teil eines Kontinuums in der Beziehung. Das gemeinsame Erleben der Geburt des Kindes ist als psychisches

Erlebnis von solcher Bedeutung, daß sie dem Paar Gelegenheit bietet, von diesem Punkt aus ein reicheres gemeinsames Leben als sorgende, einander unterstützende Eltern und auch Liebende miteinander zu teilen.

8 Die Familie

»Überraschenderweise fanden wir es ziemlich schwierig, unseren Kindern zu sagen, daß ich ein Baby bekomme«, berichtet Rowena. »Das lief darauf hinaus, daß die Sache immer geheimnisvoller wurde, was wir gar nicht vorgehabt hatten. Und so fingen sie an zu raten, sie fragten zum Beispiel: ›Kriegen wir vielleicht einen Farbfernseher?‹«
Auch Ann schreibt:

Es war mir peinlich, es den Kindern zu sagen. Schließlich, im fünften Monat etwa, nachdem wir an einem Sonnabendvormittag alle beisammen waren, meinte Simon, sie sollten raten, was für Neuigkeiten wir für sie hätten. Sie tippten darauf, daß wir uns scheiden lassen wollten, auf eine Trennung, eine große Reise, daß Simon entlassen worden sei, doch keiner erriet es. Sie waren sehr erstaunt. Die Jungen (20 und 18) nahmen es ziemlich gelassen auf und meinten, das sei »eine gute Idee«, doch Susan (14) ging aus dem Zimmer und wurde sehr still. Am nächsten Tag deutete sie an, daß es sehr gedankenlos von uns gewesen sei, daß so etwas passieren konnte ...

Paaren, die nach einer langen Pause einen Nachzügler erwarten, fällt es am schwersten, mit ihren heranwachsenden Kindern darüber zu reden. Es ist fast so, als würde das offene Bekenntnis zur Sexualität zwischen den Eltern die jungen Leute in ihrer eigenen sexuellen Identität kompromittieren. Jungen ist es in diesem Alter oft peinlich, wenn ihre Mutter schwanger aussieht. Mädchen sagen: »Aber Mutter, wie konntest du nur?«, als wäre sie bei irgendeiner schlimmen Verfehlung erwischt worden. Ein Mädchen sagte zu ihrem Vater: »Du Schlimmer, du!«, was ihn seinerseits verlegen machte. Ein Elfjähriger platzte heraus: »Oh, Mutti, jetzt hast du aber etwas angerichtet!« und kurz darauf meinte er: »Ich hoffe, es ertrinkt im Fluß!« Während der ganzen Schwangerschaft faßte er seine Mutter nicht an und am Anfang auch das Baby nicht. Ein anderer Junge schien sehr besorgt um

seine Mutter zu sein, doch sie meint, nur deshalb, weil er sichergehen wollte, daß sie ihm auch weiterhin das Essen kochte! Ingrid berichtet über ihre 14jährige Tochter: »Sie war besorgt, wie ihre Freundinnen und Freunde auf mein Äußeres reagieren würden und daß ihre schulischen Leistungen durch ein ›brüllendes Baby‹ beeinträchtigt werden könnten.«
Die Mutter eines anderen Mädchens im gleichen Alter meint:

Sie machte zwei sehr schwierige Jahre durch und lehnte die Störung durch Lärm, die Bedürfnisse des Babys, Spielzeug und Windeln und die Zeit, die das Baby in Anspruch nahm, kategorisch ab. Ob diese Zeit des Heranwachsens ohne das Baby genauso schwierig gewesen wäre, kann ich nicht sagen, doch Leiden verhilft uns zu menschlichem Wachstum, und mit fast siebzehn ist sie jetzt sehr ausgeglichen.

Einsamkeit

Ältere Jungen, die schon ein gewisses Selbstvertrauen in ihre eigene Identität gewonnen haben, scheinen mit dieser Erfahrung gut zurechtzukommen, Mädchen um 14 herum identifizieren sich oft auf eine sehr fürsorgliche und mitfühlende Art mit ihren Müttern und machen sich manchmal Sorgen um sie. Eine Mutter berichtet, daß ihre 12jährige Tochter von ihrem Taschengeld Windeln kaufte. Frances, alleinerziehende Mutter einer 10jährigen Tochter, hat gerade wieder ein Baby bekommen und meint, daß sie damals nicht merkte, wie einsam ihre Tochter gewesen sein muß:

Sie zeigte enormes Interesse. Wir nahmen an einem Vorbereitungskurs teil, und sie füllte das Formular aus und beantwortete den Fragebogen, da sie sich als meine Bezugsperson betrachtete, las die ganzen Bücher und konnte die Entspannungsübungen ausgesprochen gut. Sie fing an zu weinen, wenn ich mir eine Zigarette ansteckte oder Alkohol trank, also gab ich das auf. Sie erfüllte alles das, was von einem unterstützenden Partner zu erwarten ist. Gegen Ende der Schwangerschaft war sie sehr angespannt. Wir hatten wahrscheinlich die längste Liste mit Telefonnummern und Maßnahmen für den Notfall!

Anna hat das Gefühl, daß ihre Schwangerschaft für ihre Tochter mit 13 eine sehr wichtige Erfahrung ist und berichtet, daß sie stark daran »beteiligt« war:

Ich habe versucht, sie an allen Veränderungen meines Körpers teilhaben zu lassen, und sie hat mich nackt gesehen. Ich habe das Gefühl, daß es für sie eine Hilfe für die Zukunft sein kann, daß sie das alles mitbekommen hat und nicht völlig unvorbereitet ist, wie es mir erging.

Doch ganz gleich, wie die Neuigkeit anfangs aufgenommen wurde, die meisten Familien scheinen sich nicht nur gut, sondern voller Freude auf einen Nachzügler einzustellen. Der Junge, der seine Mutter und auch anfangs das Baby überhaupt nicht angefaßt hat, begann noch in ihrem ersten Lebensjahr mit seiner Schwester zu spielen, wenn auch sehr ruppig (»sie fand das großartig«, meinte seine Mutter), und ist jetzt »sehr zärtlich und hängt an ihr«. Frauen berichten, daß dadurch eine neuentdeckte Zärtlichkeit in ihren Söhnen zu Tage gefördert wird, und meinen, daß das eine sehr positive Vorbereitung für später ist, wenn sie selbst Väter sind. An die Stelle des »Machogehabes«, das typisch ist für das Selbstbild vieler heranwachsender Jungen, treten Zärtlichkeit und Fürsorglichkeit, und davon profitiert die ganze Familie. Sie drücken sich nicht mehr mit ganzen Rudeln von Jugendlichen im Haus herum, und vielleicht wird sogar die Stereoanlage leiser gestellt. »Unser Familienleben ist zärtlicher und fürsorglicher geworden«, meint eine Frau. Ein 16jähriger großer Bruder legt seine Schwester trocken und geht sehr behutsam und spielerisch mit ihr um. »Er ist umwerfend«, sagt ein 18jähriger über seinen neugeborenen Bruder, »super« findet ein 16jähriger seine kleine Schwester. Ein 20jähriger älterer Bruder meint, daß ihm die veränderte Familiensituation, die sich jetzt über die Generationen erstreckt, gut gefällt und er den Eindruck hat, daß sie dadurch alle miteinander verbunden sind.

Wenn sich eine heranwachsende Tochter erst einmal mit der Vorstellung vertraut gemacht hat, entsteht vielleicht durch die Weiblichkeit, die ihnen gemeinsam ist, eine viel größere Nähe zwischen Mutter und Tochter, manchmal möglicherweise sogar eine Art weibliche Verschwörung gegen die Männer. Eine Mutter berichtete über ihre Tochter:

Sie interessierte sich immer mehr für meine Schwangerschaft und wurde immer hilfsbereiter. Sie bot mir an, bei der Geburt mit dabei zu sein, damit ich »eine verläßliche Hilfe hätte, die von Papa nicht zu erwarten ist«, wie sie sich ausdrückte.

Es kann für ein Mädchen wichtig sein, nach der Geburt mit ihrer Mutter allein sein zu können, um sich über ihre häufig sehr widersprüchlichen Gefühle auszusprechen. Solange Mutter und Baby noch in der Klinik sind, ist das meist unmöglich, und wenn sie dann zu Hause sind, kommt so viel Besuch und fällt so viel Arbeit an, daß diese Zeit für einen ungestörten Austausch miteinander wegfällt. Elizabeth erwähnt, daß ihre Tochter eine sehr schlimme Halsentzündung bekam. Sie hatten ein »sehr gutes Gespräch« miteinander, als sie nach der Geburt das erste Mal allein miteinander waren. Elly, die sich sehr auf das Baby gefreut hatte und sich für jede Einzelheit des Schwangerschaftsverlaufs interessierte, sagte ihrer Mutter, daß es ihr Sorgen bereite, daß sie das Baby nicht sofort liebgewonnen habe. Elizabeth sagte, daß es *ihr* ganz genauso ginge und daß es oft seine Zeit brauche, bis man mit einem Baby vertraut ist.
Jugendliche sind gute Babysitter und -betreuer, doch weisen die Frauen darauf hin, daß sie versuchen, keine Verpflichtung daraus werden zu lassen oder es als selbstverständlich zu betrachten, daß die Kinder ihre Zeit mit der Beaufsichtigung kleiner Geschwister verbringen. In vielen Familien werden Absprachen getroffen, daß sie diese Zeit bezahlt bekommen. Es kann passieren, daß eine Mutter ihren Sohn beim Reparieren seines Mopeds antrifft und das Baby zufrieden in seiner Kinderwippe sitzt und den faszinierenden Vorgängen zuschaut. Das kleine Kind scheint sehr davon zu profitieren, auch wenn eine Mutter meinte, daß sie die Befürchtung hat, ihr Baby könne, wenn es bei den »üblichen Streitereien unter Jugendlichen« dabei ist, zu wild aufwachsen. Das Zusammensein mit älteren Kindern ist für das Baby geistig sehr anregend, doch die Mütter beschreiben, wie sie dafür

sorgen, daß das jüngere Kind auch mit Gleichaltrigen zusammenkommt. Sie merken, daß auch für sie der Kontakt zu jüngeren Frauen und deren Kindern bereichernd ist und ihnen eine ganz neue soziale Welt eröffnet, von der sie früher vielleicht gar nicht gedacht hätten, daß sie sie genießen könnten, die sie jetzt aber in Verbindung mit Einstellungen und Gedanken von Menschen bringt, die meist zwischen 20 und 30 sind.

Die Herztöne hören

Kinder zwischen vier und fünf oder in der Vorpubertät sind über eine Schwangerschaft selten überrascht, und manche haben ihren Müttern schon jahrelang damit in den Ohren gelegen, sie solle doch ein Baby bekommen. Unter Mädchen gelten Schulfreundinnen, die sich daheim um ein kleines Baby kümmern, als etwas ganz Besonderes. Die Veränderungen während der Schwangerschaft werden mit Neugier verfolgt, und Frauen berichten, daß das eine großartige Gelegenheit zum Lernen für ihre älteren Kinder ist. Sowohl Jungen wie auch Mädchen können durch das Stethoskop die kindlichen Herztöne hören. Wenn Sie wissen, wie Ihr Baby in der Gebärmutter liegt, können Sie vielleicht in den letzten zwei oder drei Schwangerschaftsmonaten ohne große Schwierigkeiten selbst das kindliche Herz lokalisieren.

Legen Sie sich mit Kissen abgestützt auf eine Couch oder ein Bett und ertasten Sie zunächst mit Ihren Händen, wo sich im Augenblick die Teile befinden, die sich am aktivsten bewegen. Wahrscheinlich sind das die Füße, und oft befinden sie sich entweder links oder rechts direkt unter Ihren Rippen. Wenn das Baby sich dann gerade bewegt, kann Ihr größeres Kind die Stöße spüren. Wenn Sie den Beinchen zur anderen Seite folgen, sind Sie am Rumpf angekommen; bewegen Sie Ihre Hand von da aus etwa zwei Hände breit nach unten und lassen sie gleichzeitig ein wenig einwärts gleiten, und Sie haben den Punkt erreicht, wo die kindlichen Herztöne wahrscheinlich am ehesten zu hören sind. Sie befinden sich etwa auf der Höhe Ihres eigenen Nabels oder etwas darunter. Wenn Ihr Baby sich ins Becken gesenkt hat und sein Kopf dort wie ein Ei im Eierbecher ruht, dann befindet sich dieser Punkt unterhalb Ihres Bauchnabels, doch etwas nach links oder rechts außen verschoben. Anstatt eines Stethoskops können Sie auch eine leere Toilettenpapierrolle oder ein Wasserglas verwenden, dessen offene Seite Sie da aufsetzen, wo Sie die Herztöne zu hören hoffen. Wenn sich das Baby mit seinem Rücken zur Wirbelsäule der Mutter befindet, dann liegen seine Gliedmaßen vorn an Ihrem Bauch, und es kann dann schwieriger sein, die Herztöne ausfindig zu machen, weil sich seine Gliedmaßen vor seinem Brustkorb befinden. Wenn Ihr Bauchnabel eine tellerförmige Vertiefung in diesem Bereich aufweist, dann hat ihr Baby im Augenblick wahrscheinlich diese Lage eingenommen. Wenn Ihr Bauchnabel rund nach außen gewölbt ist, als befände sich dahinter eine Wassermelone, dann befindet sich Ihr Kind wahrscheinlich in der häufigeren vorderen Hinterhauptslage und Sie finden die Herztöne leichter. Im siebten und achten Monat verändern Babys ihre Lage häufig, oft mehrmals am Tag, wenn Sie es also ein anderes Mal versuchen, wenn Sie den Eindruck haben, daß das Baby jetzt anders liegt, dann haben Sie vielleicht Erfolg. Frauen haben das Staunen beschrieben, das bei ihren größeren Kindern zum Ausdruck kommt, wenn sie den Herzschlag des Babys hören oder ihnen gezeigt wird, wie sie die verschiedenen Körperteile des Babys erkennen und seine Bewegungen spüren können. Manche Mütter nehmen ihr größeres Kind einmal mit in den Vorbereitungskurs, damit es die Vorgänge besser verstehen kann und Töchter indirekt mehr über die Veränderungen erfahren können, die vielleicht auch später einmal in ihrem eigenen Körper vor sich gehen werden.

Manche Frauen, die mit über 30 ein Kind bekommen, entscheiden sich zum Teil auch deshalb für eine Hausgeburt, weil sie meinen, daß ein Verstehen der Vorgänge und das Dabeisein während der Geburt für ihre größeren Kinder wichtig sein können. Je jünger ihre Kinder sind, umso mehr Sorgen macht ihr eine Trennung von ihnen; und je älter ihre Kinder sind, umso

mehr betrachtet sie die Geburt als eine Gelegenheit für ihre Söhne und Töchter, durch Erfahrungen zu reifen.
Mary ist 40, ihre größeren Kinder sind 13, 11 und 9 Jahre alt, sie hat ein Mädchen und zwei Jungen. Sie berichtet, daß sie nach der Fruchtwasseruntersuchung »sich ziemlich unbekümmert dem Kliniksystem anpaßte«, jedoch mit der Fließbandatmosphäre bei den Vorsorgeuntersuchungen unzufrieden war und herausfand, daß Geschwisterbesuche in der Entbindungsstation nur am Wochenende möglich waren. Deshalb meldete sie sich in der Klinik ab und leitete alles für eine Hausgeburt in die Wege, bei der wirklich die Familie im Mittelpunkt steht. Nach Wehenbeginn kam ihr ältester Sohn herein »und gab das klassische Beispiel für ratloses Auf- und Abgehen ab. Er fragte: ›Alles in Ordnung?‹ Die Hebamme hielt ein Schwätzchen mit ihm, und danach war er wesentlich entspannter.« Nach der Geburt verbrachte ihre Tochter mehrere Stunden mit dem Baby auf dem Arm. »Mehrmals sagte sie ›lieber kleiner Wellensittich‹ zu ihm und mir fiel ein, daß ein Wellensittich das einzige Haustier war, das sie je hatte. Ihre Gefühle gegenüber den beiden müssen ähnlich gewesen sein.«

Veränderte Beziehungen

Nach der Geburt des Babys zeichnen sich in den Beziehungen der Familienmitglieder untereinander neue Muster ab. Wenn die Mutter vom Baby voll mit Beschlag belegt ist oder sich erschöpft fühlt, dann wenden sich die größeren Kinder meist intensiver dem Vater zu und beschäftigen sich auch mehr mit sich selbst. Das ist ganz anders als in den üblicheren Fällen, wenn ein Baby in eine Familie hineingeboren wird, in der die größeren Kinder noch unter fünf sind. In dieser Situation kann es sein, daß ein größeres Kind, das von seinem Platz vertriebene Baby, zeitweilig in frühere Entwicklungsstadien zurückfällt, und dafür ist die folgende Beschreibung der Mutter eines Zweijährigen nach der Geburt des Babys typisch:

Als Dinah mich besuchen kam, schaute sie sich das Baby ausgiebig an und wurde dann sehr lebhaft und laut. Mein Mann hatte einen Kater, so daß jedes Geräusch ihm durch und durch ging. Als ich mit ihrem Bruder aus der Klinik nach Hause kam, langte sie mit ihren Fingern durch die Gitterstäbe seines Bettchens, »um zu schauen, ob er schläft«. Wochenlang litt das arme Baby unter Schlafmangel. Wenn ich Joe stillte, mußte sie ganz dringend, also mußte ich entweder schauen, daß der Topf im Zimmer in meiner Nähe war oder versuchen, Dinah aufs Klo zu setzen, während Joe weiterhin an seiner Nahrungsquelle festhielt, als koste es das Leben.

Bei älteren Kindern bekommt eine Mutter häufig genau den gegenteiligen Eindruck. Sie werden groß. Sie betrachtet sie mit anderen Augen und ist oft erstaunt über das Hervortreten von Eigenschaften wie Fürsorglichkeit und Zärtlichkeit, von deren Vorhandensein sie bisher bei ihnen nichts geahnt hatte. Eine Frau, die über die Beziehung ihrer drei heranwachsenden Kinder zu ihrem kleinen Bruder berichtet, meint: »Sie alle waren ihm gegenüber so positiv eingestellt und sind so großartig mit ihm umgegangen, daß das wohl als das größte Plus zu werten ist«. Und ein Vater meint über die Auswirkung der Geburt auf seine großen Kinder im Alter zwischen 20 und 14 zusammenfassend: »Allen scheinen die veränderten Familienstrukturen Spaß zu machen, die durch das Baby entstanden sind. Jedes Kind fühlt sich sehr viel reifer und verantwortungsbewußter. ... Unsere Familie hat dadurch einen Mittelpunkt bekommen.«
Wenn eine Frau erst in späteren Jahren ein Baby bekommt, hat das den Nachteil, daß die Großeltern manchmal nicht mehr am Leben oder nicht mehr rüstig genug sind, um sich an dem Baby freuen zu können. Mütter finden das für sich selbst bedauerlich und betrachten es als einen Verlust für das Kind. Manche Frauen sind hin- und hergerissen zwischen dem Wunsch, die kranken Eltern zu pflegen und die Bedürfnisse des Kindes zu befriedigen, während es heranwächst, und finden das sehr belastend. Einige Frauen beschrieben aber auch, wie eine Großmutter, die krank war oder das Interesse am Leben verloren hatte, durch das Baby wieder einen neuen Lebensfunken bekam. Einige dieser Großmütter hatten vor kurzem ihren Mann verloren und waren offen-

sichtlich noch voller Trauer. Die Ankunft eines Babys half ihnen dabei, daß sie sich aus einer manchmal sehr langen Trauerzeit lösten und war für sie psychisch unschätzbar wertvoll.
Am meisten schätzt es eine Frau, wenn ihre Mutter nahe genug bei ihr wohnt, um ihr praktische Hilfe und nicht so sehr Ratschläge anbieten zu können. Eine Frau berichtete: »Sie kümmert sich stundenweise um das Baby, so daß ich wieder auftanken kann«. Manchmal ergibt sich auch die Gelegenheit, sich mit einem älteren Menschen in der Nachbarschaft anzufreunden, dem Sie vertrauen können und der in Ihrem Sinn mit dem Baby umgeht und gelegentlich einspringt. Durch eine adoptierte Großmutter oder einen Großvater hat das Baby Kontakt mit einem weiteren liebevollen Erwachsenen, und für einen sonst einsamen alten Menschen kann das eine große Freude bedeuten.
Manche Großmütter betrachten das Baby als Bedrohung, es enthält ihnen die Liebe vor, die sie von ihrem Sohn oder ihrer Tochter brauchen. Das zehrt zusätzlich an den Kräften der Mutter, wenn sie versucht, sowohl den Forderungen eines einsamen und unglücklichen Elternteils wie auch den Belastungen durch die Familie, das Neugeborene und den Haushalt gewachsen zu sein. Sie staut dann vielleicht starke negative Gefühle gegen diesen Elternteil an, ob es sich nun um ihre eigene Mutter oder die ihres Partners handelt. Es ist wichtig, daß das Paar darüber redet und eine gemeinsame Strategie für den Umgang mit diesem Problem entwickelt.

Mütter

Durch die Geburt eines Kindes kann die Beziehung einer Frau zu ihrer Mutter sehr stark beeinflußt werden. Diese Veränderung kann schon in der Schwangerschaft einsetzen. Eine Frau, die im fünften Monat war, berichtete: »Meinen Eltern ist endlich aufgegangen, daß ich jetzt ›erwachsen‹ bin, und sie denken etwas mehr nach, bevor sie mir sagen, was ich zu tun und zu lassen habe«. Die Beziehung mancher Frauen zu ihren Müttern bleibt die einer

Heranwachsenden, bis sie ihr erstes Kind bekommen. Wenn das erst in einem Alter von über 30 der Fall ist, dann hat sich die Beziehung zwischen ihnen schon sehr verfestigt, wobei die ältere Frau ihre Tochter so behandelt, als sei sie verantwortungslos, unfähig und schutzbedürftig und die jüngere ständig dagegen revoltiert.

Zu dem Gefühl von Freiheit und Gereiftheit, das einige Frauen über 30 haben, wenn sie ein Kind bekommen, trägt der Umstand bei, daß diese Beziehung zu ihrer Mutter sich rapide verändert. Wie sehr sich die ältere Frau auch Sorgen darüber machen mag, daß sich ihre Tochter nicht ordentlich um das Baby kümmern kann und selbst, wenn sie in den ersten Monaten ungebeten Ratschläge erteilt, beginnt ihr doch nach einer gewissen Zeit klarzuwerden, daß ihre Tochter durchaus dazu *fähig* ist. Eine Frau berichtete, daß die Wiederherstellung einer glücklichen Beziehung zu ihrer Mutter, die ihrer Meinung nach deshalb wieder in Ordnung kam, weil sie ihre Abwehrhaltung aufgab und lernte, ihre Liebe zu zeigen, für sie tiefe Befriedigung bedeutete: »Ich bin sicher, daß ich vorher arrogant und egoistisch war. Die Liebe zu einem kleinen Baby ist die größte Freude.«

Wenn eine Frau bereits eine gute Beziehung zu ihrer Mutter hat, kann sie durch gemeinsames Erleben bereichert werden. Di berichtete, daß es ihr sehr geholfen hat, Selbstvertrauen hinsichtlich ihrer eigenen Stillfähigkeit zu entwickeln, daß ihre Mutter ihre vier Kinder erfolgreich gestillt hatte. Ihre Mutter war einige Wochen bei ihr zu Besuch:

> Wir hatten uns immer sehr nahe gestanden, doch es war das erste Mal, daß mir die Bedeutung der Mutter-Kind-Beziehung richtig klarwurde. Sie kritisierte mich in keiner Weise, war sehr interessiert an neuen Dingen und konnte meine Temperamentsausbrüche (die hauptsächlich durch Müdigkeit entstanden) mit völliger Gelassenheit ertragen. Sie war mein Sicherheitsventil.

Wenn Schwestern sich emotional nahe stehen und kein Konkurrenzverhalten an den Tag legen, dann können sie möglicherweise für die Mutter in der ersten Zeit nach der Geburt eine große Stütze sein. Wenn sie sich in einer Situation, wo sie dringend eine verständnisvolle Freundin brauchen, die Ihnen zuhört und Sie mit Gelassenheit berät anstatt Werturteile über Sie zu fällen, nicht erst mit ganz fremden Menschen vertraut machen müssen, ist es am besten. Connie, die von ihren beiden Schwestern übers Telefon eine Menge Unterstützung bekam, fügt hinzu, daß sie zudem eine wunderbare Putzfrau hatte und ihr Kühlschrank voll vorgekochter Gerichte war. Solche praktischen Aspekte des Lebens können nach der Geburt des Babys große Schwierigkeiten bereiten. Manche Frauen haben zwar Schwestern mit Kindern, können in dieser Zeit aber nicht so ohne weiteres von deren Hilfe profitieren, weil sie immer noch Konkurrenzgefühle ihnen gegenüber haben. Manchmal hat es bei der Entscheidung für ein Baby eine Rolle gespielt, daß die Frau mit ihrer Schwester konkurriert und ihrer Mutter oder ihrem Vater beweisen möchte, daß sie das genauso gut kann wie sie.

Viele Frauen empfinden die Schwiegermutter, selbst wenn sie verständnisvoll ist, im Gegensatz zur eigenen Mutter als »Besuch«. Andererseits kann die Geburt des Babys die junge Mutter und die Schwiegermutter einander näher bringen. Eine 36jährige Frau berichtet:

Seit der Geburt hat sich die Beziehung zu meiner Schwiegermutter bedeutend gebessert. Lange Zeit habe ich ihr gegenüber keine besondere Zuneigung empfunden, und sie selbst hat vielleicht gedacht, daß ich für *ihren Sohn* nicht gut genug sein könnte! Als sie mitkriegte, wie gut ich mit der Schwangerschaft zurechtkam, stieg ich schon ein wenig in ihrer Achtung, doch der plötzliche Umschwung fand am Tag der Geburt statt. Sie war von dem Baby begeistert, und ich glaube, daß sie auch auf mich stolz war, weil ich mit der Geburt so gut zurechtgekommen war. Und als ihr Sohn ihr dafür dankte, daß sie ihn als Baby zur Welt gebracht hatte (»Jetzt wird mir klar, was *Du* vollbracht hast!«) blühte sie noch mehr auf und lächelte noch strahlender. Ihre Augen leuchteten vor Freude über die Anerkennung, die sie vielleicht zum ersten Mal in ihrem Leben dafür bekam, und zwar von ihrem Sohn!

Manchmal weiß eine Frau von vornherein, daß sie nur kurze Zeit mit ihrer Schwiegermutter auskommt, und daß solche Zusammenkünfte sorgfältig im voraus geplant werden müssen. Wenn es

Ihnen so ergeht, dann ist es wichtig, das mit Ihrem Mann zu besprechen, damit er Ihre Strategie kennt und ihm klar wird, daß Sie in der jetzigen Situation seinen Schutz brauchen und er sich den beiden Frauen gegenüber nicht unloyal vorkommen muß. Connie, die mit ihrer eigenen Mutter so gut auskam, verstand sich auch gewöhnlich mit der Mutter ihres Mannes gut. Doch die beiden Frauen konnten sich nicht einig werden, was Connies Haltung zum Stillen anbelangte. Sie wußte, daß ihre Schwiegermutter Bedenken wegen einer zu langen Stillzeit und der nächtlichen Störungen ihres Sohnes hatte. Das Baby wurde bis zum 16. Lebensmonat nach Bedarf gestillt. Mit 15 Monaten hatte es eine Halsentzündung und lehnte jede andere Nahrung ab, so daß es vierzehnmal am Tag nach der Brust verlangte, die Nachtfütterungen gar nicht mitgezählt. »Ich weiß das«, berichtete Connie, »weil meine Schwiegermutter, bei der wir gerade waren und die die ganze Angelegenheit sehr abstoßend fand, für mich mitgezählt hatte!« Doch nachdem die Entzündung abgeklungen war, stillte sie sich innerhalb von vier Tagen selbst ab. »Das war ein Schlag für meine Schwiegermutter, die normalerweise wirklich ein sehr verständnisvoller Mensch ist.«

Darin besteht einer der Vorteile des Stillens, daß es die perfekte Ernährung darstellt, wenn das Kind krank ist. Und vielleicht ist diese Nahrung nicht nur am beruhigendsten, sondern auch die einzige, die das Kind verdauen kann und nach der es verlangt.

Nach meiner Erfahrung entstehen die meisten Stillkrisen, in denen eine Frau dringend um Hilfe bittet und besorgt darüber ist, daß das Kind bisher noch nicht abgestillt ist, wenn Familientreffen bevorstehen und wenn Familienmitglieder zu Besuch kommen, zum Beispiel zu Weihnachten, zu Ostern und in den Sommerferien.

In gewisser Hinsicht ist eine nicht mehr so junge Frau vor der Kritik jener, die ihr am nächsten stehen, durch ihre eigene Lebenserfahrung gefeit. Sie weiß, daß es mehrere Möglichkeiten des Vorgehens gibt und daß sie wahrscheinlich alle funktionieren. Sie ist, wie eine Frau das ausgedrückt hat, »nicht so perfektionistisch und dafür menschlicher«, und sie kann sich leichter entspannen und ihr Baby mehr genießen als im Alter zwischen 20 und 30.

9 Die alleinerziehende Mutter

Eine alleinstehende Frau sieht sich in der Schwangerschaft besonderen Problemen gegenüber, schon deshalb, weil sie spürt, daß die ganze Verantwortung für die zu treffenden Vorbereitungen, für den finanziellen Unterhalt des Kindes, für die Liebe, die es braucht, allein auf ihren Schultern lastet. Eine Frau über 30 neigt dazu, durch ihre Lebenserfahrung damit sehr viel gelassener umzugehen, als eine Frau unter 20 oder Anfang 20.
Für einige Frauen, die sich mit über 30 dazu entschließen, ein Baby zu bekommen, ist das Kind ihre »letzte Chance«, und ihre Schwangerschaft ist die Konsequenz der wohldurchdachten Entscheidung, daß sie es wollen. Einige Frauen finden nicht den richtigen Mann zum Zusammenleben und wollen nur ein Kind. Manche möchten sowieso nicht mit einem Mann zusammenleben und ziehen eine Liebesbeziehung zu einer anderen Frau vor. Gewöhnlich ist eine lesbische Mutter nicht auf sich allein gestellt, und die Beziehung zu ihrer Partnerin ist oft sehr viel stabiler als viele heterosexuellen Paarbeziehungen. Wenn eine Frau sich für eine künstliche Befruchtung entschließt, hat sie ebenfalls in Ruhe darüber nachgedacht, was sie will, und die Empfängnis ist alles andere als ein Zufall, wie das häufig in Mann-Frau-Beziehungen der Fall ist.
Manche Frauen bekommen ein Kind, nachdem sie sich vom Vater des Babys getrennt haben und manchmal auch nach dem Tod des Vaters. Eine alleinstehende Frau ist deshalb kein bestimmter Typus, sondern es bestehen große Unterschiede und vielleicht tatsächlich wenig Gemeinsamkeiten.
Eine Frau ohne Partner braucht vor und nach der Geburt ein tragfähiges, unterstützendes Netz. Es ist unerläßlich, daß sie für die Geburt eine zuverlässige Bezugsperson hat, die mit ihr zusammen die Vorbereitungskurse besucht, mit ihr die Atem- und Entspannungsübungen macht und genau weiß, wie sie ihr

während der Wehen helfen kann. Es genügt nicht, lediglich dafür zu sorgen, daß bei der Geburt jemand dabei ist, der Ihnen die Hand hält. Sie brauchen eine Bezugsperson, die sich wirlich auf die Geburt einläßt und weiß, wie sie Ihnen helfen kann, bei der Sache zu bleiben. Das kann eine Freundin, Schwester oder eine andere Verwandte sein, die Geburtsvorbereiterin oder eine Frau in der entsprechenden Ausbildung. Ich kenne auch Frauen, die einen vertrauenswürdigen Freund hatten, der diese Aufgabe übernommen hat. Ein charmanter und sehr gebildeter älterer Herr ließ keine einzige Stunde des Vorbereitungskurses ausfallen, er kam pünktlich, auch wenn seine Freundin sich verspätete und übernahm diese Verantwortung, weil der Vater des Kindes noch sehr jung war und sich ihr nicht stellen konnte. Er war während der ganzen Geburt dabei, wurde von den Emotionen überwältigt, die sich bei einem jungen Vater gewöhnlich einstellen und mußte sich dann zurückziehen, als der jüngere Mann beschloß, daß er nun doch gern Vater wäre, nachdem das Baby wohlbehalten auf die Welt gekommen war.

Bezugspersonen bei der Geburt

Eine andere Frau entschied sich für zwei ihrer Geliebten als Bezugspersonen bei der Geburt. Nach Aussagen der Hebamme waren sie beide »großartig, und«, fügte sie hinzu, »ich weiß nicht, für welchen ich mich entschieden hätte!« Eine andere Frau verbrachte den größte Teil der Eröffnungsphase bei Freunden, die in der Nähe der Klinik wohnten, einem Paar, das sie im Geburtsvorbereitungskurs kennengelernt hatte. Deren Baby war drei Wochen alt. Dem Vater dieses Babys waren die Unterstützungstechniken noch frisch im Gedächtnis, aus den Erfahrungen seiner Frau hatte er dazugelernt, und mit meisterhaftem Geschick begleitete er sie durch die ersten acht Zentimeter Eröffnung.
Wichtig ist, daß die alleinstehende Frau jemanden bei sich hat, dessen Aufgabe es ist, sich auf ihre Bedürfnisse als Person und nicht als gebärender Körper zu konzentrieren, und dessen Ver-

antwortung nicht in Konflikt gerät zwischen dieser Beziehung und medizinischen Aufgaben. Deshalb genügt es nicht, sich hierbei auf die Hebamme zu verlassen, wie freundlich und fürsorglich sie auch sein mag.

In einigen Kliniken werden die Frauen während der Wehen immer noch sich selbst überlassen. Wenn gerade viel Betrieb ist, kann es passieren, daß das überlastete Klinikpersonal Medikamente anstelle von persönlicher Zuwendung und Verständnis als Hilfe anbietet. Pat berichtet, daß sie viel zu früh in die Klinik gegangen sei, wahrscheinlich deshalb, weil sie allein war und das Gefühl hatte, daß sie ganz auf sich gestellt nicht so lange abwarten konnte, bis die Wehen alle fünf Minuten kamen:

Etwa zwölf Stunden lang hatte ich einen Wehenstillstand, doch das war angenehm, weil nicht viel los war und die Schwestern alle mit mir darüber redeten, wie ich das wohl allein schaffen könne, sie schienen wirklich aufrichtig interessiert. Leider beschloß Andrew, auf die Welt zu kommen, als gerade besonders viel zu tun war und das nicht sehr einfühlsame Personal der Nachtschicht seinen Dienst angetreten hatte. Ich hatte völlig die Übersicht verloren, konnte keine der Übungen mehr, die ich so fleißig geprobt hatte und kam mir wie ein Feigling vor. Am Ende gaben sie mir eine Spritze und betäubten mich.

Ihre Bezugsperson kann auch zu Ihnen nach Hause kommen, so daß Sie die frühe Eröffnungszeit in vertrauter Umgebung erleben können, also nicht erst auftauchen, wenn Sie schon in der Klinik sind. Es ist eine große Hilfe, wenn Sie in der ersten Hälfte der Eröffnungsphase in enger Partnerschaft gemeinsam in Ihren Atem- und Entspannungsrhythmus hineinkommen, ohne von anderen Leuten dabei gestört zu werden, soweit sich das einrichten läßt. Susans Freund war im Ausland, und sie wollte ihn nur in dem Maße einbeziehen, wie er es wünschte, weil sie ohne sein Mitwissen bewußt schwanger geworden war. Sie meint, daß niemand ihr etwas über Unabhängigkeit erzählen kann, der nicht allein in eine Klinik gefahren ist, um dort ein Kind zur Welt zu bringen, und dann sieben Tage später nach der Entlassung zum Parkplatz geht, am Eingang zur Entbindungsstation sein Baby abholt und mit ihm davonfährt.

Die Bezugsperson bei der Geburt sollte gut genug Bescheid wissen, um notfalls als »Anwalt der Patientin« auftreten zu können. Bei der Geburt muß sich die Frau auf jemanden verlassen können, der darauf aufmerksam macht, daß sie kein Dolantin möchte, wenn sie gerade mitten in einer Wehe ist, der sie daran erinnert, daß sie sich unmittelbar vor einer Periduralanästhesie noch einmal vaginal untersuchen lassen sollte, falls sie schon vollständig eröffnet ist, und der vielleicht vor einem Dammschnitt (der Episiotomie, bei der durch einen operativen Schnitt der Geburtskanal vergrößert wird) darauf hinweist, daß die Freundin hofft, keinen Dammschnitt zu brauchen und ob es nicht möglich wäre, zu schauen, ob es hilft, wenn »sie das Baby durch entsprechende Atmung hinausschiebt«. Schon von der Definition her kann ein Anwalt der Patientin kein Angestellter der Klinik sein. Jeder, der für die Klinik arbeitet, gerät wahrscheinlich in einen Loyalitätskonflikt. Das zu sagen, kann verletzend sein für eine Hebamme, die sich in ihrer Rolle auf der Seite der Patientinnen sieht. Doch wie Norma Swenson[1] (Mitautorin von *Unser Körper, unser Leben*) klargemacht hat, ist ein Bündnis zwischen Patientinnen und Klinikpersonal, so schön dies als Idee auch klingt, unrealistisch, weil die Frau, die ein Baby bekommt, im Kliniksystem einen vorübergehenden und ungleichwertigen Status einnimmt.

Manchmal kann die Bezugsperson zumindest zu einigen Vorsorgeuntersuchungen mit in die Klinik gehen und sich die Entbindungsstation vorher anschauen. Für jemanden, der noch nie mit Kliniken zu tun hatte, kann das von großem Nutzen sein. Eine Frau, die sich nur sehr zögernd voll auf die Geburt ihrer Freundin einließ, war sehr viel gelöster, nachdem sie das Klinikpersonal kennengelernt und als freundlich empfunden hatte. Sie bemerkte, daß sie ihre Rolle jetzt sehr viel deutlicher sähe und sich nicht mehr fehl am Platz vorkomme.

Starke Gefühle

Oft kommt es bei anderen Partnern ebenso wie bei den Ehemännern zu starken Emotionen, und es ist ein Fehler, anzunehmen, daß ein Begleiter bei der Geburt lediglich dazu da ist, Sie an Ihre Übungen zu erinnern oder Ihnen den Rücken zu massieren. Ich erinnere mich an einen verheirateten Mann und Vater zweier kleiner Kinder, bei deren Geburten er dabei gewesen war, der seiner Geliebten bei der Geburt des gemeinsamen Kindes beistand. Er tat das, weil er es für richtig hielt, wollte jedoch seine Ehe aufrechterhalten. An die Stelle von Pflichtgefühl, Verantwortung, Mitgefühl oder was er auch immer empfunden haben mag, trat ein leidenschaftlicher Gefühlsausbruch, als die Erinnerungen an die Geburten seiner eigenen Kinder wieder in ihm wach wurden. Er brachte seinen Schmerz und seine Freude zum Ausdruck, und auf unerklärliche Weise bedeutete dieses Vertrauen, sich der Erfahrung emotional überlassen zu können, für die Frau, die ein Kind von ihm zur Welt brachte, einen großen psychischen Rückhalt.

Eine andere Frau, die gemeinsam mit ihrer lesbischen Partnerin an einem Geburtsvorbereitungskurs teilnahm, war selber im vergangenen Jahr schwanger gewesen und hatte eine Fehlgeburt gehabt. Es muß sehr belastend für sie gewesen sein, sich völlig mit der Frau zu identifizieren, die das Baby erwartete und ganz und gar darin aufzugehen, ihr liebevoll beizustehen, doch es gelang ihr.

Manchmal wählt eine Frau ihre eigene Mutter als Beistand während der Geburt. Für die Mutter ist es äußerst wichtig, sich gemeinsam mit ihrer Tochter vorzubereiten, wenn sie sie bei der Geburt unterstützen will. Es haben sich nicht nur die Geburtspraktiken geändert, mit Apparaturen im Entbindungszimmer, die die Mutter vielleicht noch nie im Leben gesehen hat, sondern Frauen neigen auch dazu, ihre eigenen Geburtserfahrungen auf die Geburt zu übertragen, bei der sie dabei sind. Wenn das keine guten Erfahrungen waren, kann die Mutter ihrer Tochter wahrscheinlich nicht dabei helfen, Selbstvertrauen zu entwickeln.

Faiths Mutter war zutiefst verzweifelt, als sie erfuhr, daß ihre Tochter schwanger war. Jeden Tag betete sie, ihrer Tochter mögen ihre Sünden vergeben werden. Sie wußte nicht, was sie tun sollte, ob sie Faith verstoßen oder sich mit ihr zusammen auf das Baby freuen sollte. Sie sprach mit dem Geistlichen ihrer evangelischen Kirchengemeinde, der meinte, daß es das Richtige sei, ihrer Tochter ihre bedingungslose Liebe zu zeigen. Faith war über die veränderte Haltung ihrer Mutter sehr froh und fragte sie auf meinen Vorschlag hin, ob sie nicht mit ihr am Geburtsvorbereitungskurs teilnehmen möchte. Sie meinte, daß ihre Mutter allen sexuellen Dingen gegenüber immer sehr befangen gewesen sei und wußte nicht, wie ihre Mutter die Gespräche über Körperlichkeit und Gefühle verkraften würde. Ihre Geburt war für sie eine schrecklich beängstigende Qual gewesen. Sie hatte kein Kind mehr bekommen, weil sie bei Faiths Geburt so gelitten hatte. In diesem Fall brauchte sich Faith keine Sorgen zu machen. Ihre Mutter, die in völliger Unwissenheit über ihren eigenen Körper aufgewachsen war, nahm die Informationen begierig auf, und ihr machte die Gruppe offensichtlich Spaß. Sie stellte Fragen, diskutierte lebhaft mit den anderen anwesenden Paaren und meinte mir gegenüber, daß ihr Leben so ganz anders verlaufen wäre, wenn sie das alles früher gewußt hätte und es als das Wunder hätte erkennen können, das es eigentlich ist. Sie war ihrer Tochter während einer Geburt ohne jede Medikamente ein großartiger Beistand, und die beiden waren so gute Freundinnen wie noch nie zuvor.
Am besten läßt sich die Rolle der Bezugsperson vielleicht durch die Beschreibung veranschaulichen, wie eine bestimmte Partnerbeziehung sich während einer schmerzhaften eingeleiteten Geburt bewährte, bei der die ganze Zeit ein Kaiserschnitt drohte und eine Zangengeburt sehr wahrscheinlich war. Durch die Unterstützung, die diese alleinstehende Frau während der Geburt bekam, gewann sie das Selbstvertrauen, den Mut und das Zutrauen in ihren eigenen Körper, die eine spontane Geburt ermöglichten: Man hatte Felicity gesagt, daß bei ihr wahrscheinlich ein Kaiserschnitt notwendig würde. Sie erwartete ein großes

Baby und war sehr schmal gebaut. Ihre Freundin Johanna hatte selbst eine Tochter. Sie besuchte gemeinsam mit Felicity den Vorbereitungskurs und war bereit, sie in einer Zeit großer seelischer Belastungen voll zu unterstützen, nicht nur wegen der Ungewißheit hinsichtlich der Geburt, sondern auch weil Felicity allmählich erkannte, daß der Vater ihres Kindes Frau und Kinder nicht verlassen würde und sehr besorgt war, es könne herauskommen, daß er Vater eines außerehelichen Kindes wurde. Beide Frauen machten während der Geburt, so lange es ging, sorgfältige Aufzeichnungen und rekonstruierten den Rest unmittelbar danach.

Johannas Tagebuch

Johannas Aufzeichnungen beginnen damit, daß die Hebamme sie aus der Klinik anruft und ihr mitteilt, daß die Einleitung begonnen habe und Felicity nach ihr verlange:

Ich füllte Eisstückchen in die Thermoskanne und sprang ins Taxi. Auf der Fahrt machte ich selbst Entspannungsübungen, um Ruhe und Gelassenheit mitzubringen.

In der Klinik angekommen mußte sie als erstes in dem Entbindungszimmer den besten Stehplatz für sich ausfindig machen, da er wie ein Raumschiff ausgerüstet war. Sie durfte der Hebamme nicht im Weg sein und auch den Zugang zu den Apparaten nicht verstellen, wollte jedoch nahe genug bei Felicity sein, um sie zu berühren und in den Armen zu halten, wenn sie das wollte. Auf der Uhr sah sie, daß jede Wehe etwa 45 Sekunden dauerte.

Doch am besten erschien es mir, Felicity zu beobachten und herauszufinden, wonach ihr zumute war. Ich achtete nicht mehr auf die Zeit . . . in den Wehenpausen sprach ich mit ihr, heiterte sie ein wenig auf, weil ich fand, daß ihr das gut tat. Während der Wehen beruhigte ich sie, indem ich nur meine Hand auf ihren Arm legte und schaute mir dabei ihr Gesicht, ihre Hände und ihre Füße an, um zu merken, wenn sie dort anspannte. Hin und wieder streichelte ich ganz leicht ihre Schulter, um sie zu beruhigen und zu schauen, ob sie dort entspannt war. In den

Wehenpausen schaute ich, ob die Thermosflasche mit dem Eis, der Waschlappen und die Lippenpomade zur Hand waren.
Es war mir wichtig, jeden, der längere Zeit blieb, nach dem Namen zu fragen, denn ich fand, daß Felicity umso mehr Vertrauen entwickeln konnte, je persönlicher alles vor sich ging, und wenn jemand sich vorgestellt hat, fällt es ihm nicht mehr so leicht, anmaßend zu sein.

Nach etwa eineinhalb Stunden wurden die Wehen stärker:

Von nun an wich ich nicht mehr von ihrer Seite ... Wenn ich Platz machte, damit die Hebamme an die Geräte herankam, dann ging ich auf die andere Seite hinüber oder hielt sehr sanft ihre Füße, bis ich wieder meine Hand auf ihren Oberarm legen konnte, was ihr am angenehmsten zu sein schien.
Der Apparat, mit dem die Wehen und die Herztöne aufgezeichnet wurden, funktionierte nicht richtig, deshalb herrschte ein ständiges Kommen und Gehen und es gab viel Hin und Her, wodurch Felicity sehr abgelenkt wurde. Deshalb sagte ich ihr jedes Mal ganz ruhig, sie solle gar nicht darauf achten, die Leute wären ganz unwichtig (was ihnen sehr geschmeichelt haben muß, falls sie es gehört haben).

Es kam jemand, um nach dem Wehenschreiber zu schauen, den Jo freundlich aber bestimmt bat, leiser zu sprechen:

Er schien überrascht zu sein und fand das offenbar recht merkwürdig. Dann bat eine Hebamme Felicity, sich umzudrehen und schickte sich an, sie mitten unter der Wehe zu bewegen. Ich sagte ganz ruhig, um Felicity nicht zu stören: »Könnten Sie bitte warten, bis die Wehe vorbei ist?« Sie meinte: »Aber sie muß sich auf die Seite drehen.« – »Ja«, antwortete ich, »aber jetzt nicht. Hat das nicht eine Minute Zeit? Dann kann sie selbst mithelfen.« Das muß gewirkt haben, denn obwohl sie eisig dreinblickte, wartete sie, bis ich sagte: »O. K.«. Dann halfen wir Felicity beim Umdrehen und versuchten, es ihr so bequem wie möglich zu machen.

Nach weiteren zweieinviertel Stunden sagte Felicity, daß sie es nicht mehr aushalten könne und etwas Dolantin möchte, doch gleich, nachdem sie die Spritze bekommen hatte, wurde sie ganz verzweifelt und meinte, sie möchte eine Periduralanästhesie:

Ich sagte ihr, daß es eine Viertelstunde dauert, bis das Dolantin wirkt, und ob sie nicht versuchen wolle, diese Viertelstunde abzuwarten, auch wenn ihr das wie eine Ewigkeit vorkomme. Ich versprach ihr, daß ich

Bescheid sagen würde, wenn sie vorüber ist. Ich sagte ihr auch, daß ich jemand wegen der Periduralanästhesie holen würde, wenn sie nicht warten könne. Sie wollte warten, und in den Wehenpausen sagte ich ihr, wieviel Zeit vergangen war und wie lange es noch dauere, bis die Viertelstunde um war. Ich konnte sehen, daß die Wirkung des Dolantins eingesetzt hatte und sagte es ihr. Als sie meinte, daß es ihr gut ginge, sagte ich ihr, wie toll sie ihre Sache mache und daß sie die Viertelstunde sehr gut hinter sich gebracht habe.

Felicity meint: »Ich hatte nur mit Jo zu tun. Ohne sie wäre ich wahrscheinlich verloren gewesen.« Sie beschreibt Johannas Hilfeleistung:

Sie ermunterte mich die ganze Zeit, indem sie sagte: »Überlaß dich der Wehe – sehr gut machst du das – ausgezeichnet«. Sie lobte und ermunterte mich. Die ganze Zeit kamen scharenweise Ärzte und Schwestern herein und irgendwie stimmte mit dem Wehenschreiber etwas nicht.

Die Elektrode am Kopf des Babys übertrug die Herztöne nicht, deshalb wurde sie an einen anderen Herzton-Wehen-Schreiber mit einem Gürtel um den Bauch herum angeschlossen.

Nach fünf Stunden war ich allmählich ganz erschöpft davon, mit den Wehen mitzuarbeiten. Jo meinte: »Kümmere dich nicht um die Leute, atme weiter, du machst das gut, du hast es geschafft, sehr gut!« . . . Zu diesem Zeitpunkt untersuchte mich die Hebamme vaginal, und ich war erst fünf bis sechs Zentimeter weit eröffnet! Das noch fünf Stunden lang durchzuhalten, erschien mir unmöglich, doch Johanna meinte zu mir: »Weißt du, von jetzt an geht es sehr viel schneller«.

Felicity meinte, daß es ein »Marathon« gewesen ist. Immer wieder bat sie Jo um Wassser, die dann einen kleinen Schwamm mit dem Eiswasser aus der Thermoskanne tränkte und ihr den zum Lutschen gab. Ihr Mund wurde sehr trocken, denn gegen Ende der Eröffnungsphase atmete sie fast nur noch durch den Mund. Manchmal schaffte Jo es kaum, den Schwamm in die Kanne zu tauchen, bevor die nächste Wehe kam. »Außerdem wischte sie mir das Gesicht mit einem warmen Waschlappen ab. Es tat mir besonders gut, den auf meinen Wangen zu spüren, und

außerdem hatte ich gerne während der Wehen ihre warme Hand auf meinem Arm.«
Schließlich spürte sie einen Preßdrang, und von nun an berichtet wieder Jo:

Ich schob ganz sanft ihren Kopf nach unten, so daß ihr Kinn ganz eingezogen war, weil sie immer wieder ihren Kopf nach hinten werfen wollte. Es schien nicht voranzugehen, und der diensthabende Arzt kam herein, bereit, die Zange anzusetzen. Als sie gerade dabei waren, ihre Füße in Beinhaltern zu befestigen, wölbte sich der Kopf des Babys vor, und Felicity meinte, daß sie das spüren könne. Jemand schaute nach und sagte: »Ich sehe den Kopf«. Ich meinte zu Felicity: »Und jetzt machst du es doch selber«. Der Arzt sagte: »Ich glaube, ich bekomme eine normale Geburt zu sehen. Das ist mir schon Jahre nicht mehr passiert. Schauen wir mal, ob Sie das schaffen.« Ich schaute blitzschnell hin und sah etwas Kleines, Dunkles, Verschrumpeltes und rannte schnell wieder ans Kopfende, um ihr zu sagen, daß der Kopf schon zu sehen war.

Felicity drückte mit, das Baby glitt heraus, und sie bekam es sofort in die Arme gelegt.
Schwarze Locken, noch feucht vom Fruchtwasser, Wangen wie reife Pfirsiche und große Augen, veilchenblau, die direkt in ihre schauten. Ihre Tochter war rund und fest und erstaunlich warm, direkt aus dem tropischen Klima der Gebärmutter kommend. Ihre Mutter lachte und weinte gleichzeitig. Sie zog ihr Baby näher zu sich heran, hielt es begierig in den Armen und verschlang die Wirklichkeit dieser kleinen Person mit ihren Augen. Ihre kleine Tochter schaute sie ruhig an, als wolle sie sagen: »Das ist also meine Mutter!« Auch Jo weinte. Sie hatte ihre Arme um ihre Freundin gelegt, während diese ihr Baby umschlang. Ihre Nähe glich sich berührenden Blütenblättern, die übereinanderliegen und sich nach innen falten, um das Baby zu umfangen.

Eine Möglichkeit zu wachsen

Wenn Sie weit über 30 ein Baby bekommen, ist das nicht einfach ein Fall von »Torschlußpanik«, ein Verlieren der Nerven angesichts der Kürze des Lebens, der Unzulänglichkeit des persönlich

Erreichten und der grundlegenden Einsamkeit eines jeden einzelnen.
Die Geburt eines Kindes kann eine Öffnung gegenüber dem Neuen sein und ist es für viele Frauen auch, die Geburt ermöglicht eine Entfaltung der Liebesfähigkeit nicht nur gegenüber dem Baby, sondern vielleicht auch gegenüber den Menschen, vor denen wir uns bisher gehütet und geschützt haben, sie kann ein Schritt auf dem Weg zu einem tieferen Verstehen unserer selbst und anderer sein. Wir können unsere Kinder niemals besitzen. Doch erhalten wir durch sie und mit ihrer Hilfe eine Möglichkeit zu menschlichem Wachstum.

Anhang

Anmerkungen

2 Die geplante Schwangerschaft

1 L. Wilkins, »Masculinization of the female fetus due to use of orally given progesterone«, *Journal of American Medical Association* 172, S. 1028–1032, 1960.
2 S. Harlap u. a., »Birth defects and oestrogen and progesterone in pregnancy«, *The Lancet* 1, S. 692–693, 1975.
3 D. Seigal und P. Corfman, »Epidemiological problems associated with studies of the safety of oral contraceptives«, *Journal of American Medical Association* 203, S. 950, 1968.
4 J. Robertson-Rintoul, »Oral contraception: potential hazards of hormone therapy during pregnancy«, *The Lancet* 2, S. 1315, 1974.
5 Dieses und anderes Material über die Nebenwirkungen der Pille, die Auswirkungen auf eine Schwangerschaft haben können, findet sich in: Barbara und Gideon Seaman, *Women and the Crisis in Sex Hormones,* Bantam, New York, 1978.
6 R. P. Bernard, »Factors governing IUD performance«, *American Journal of Public Health* 61, S. 559–567, 1971.
7 R. W. Smithells, S. Shepherd u. a., »Possible prevention of neural-tube defects by preconceptual vitamin supplement«, *The Lancet,* S. 339–340, 16. Februar 1980.
8 K. M. Laurence, Nansi James u. a., »Double-blind randomized controlled trial of folate treatment before conception to prevent recurrence of neural-tube defects«, *British Medical Journal* Bd. 282, S. 1509–1511.
9 B. B. K. Pirani, »Smoking during pregnancy«, *Obstet. Gynecol. Survey* 33, 1, S. 1–13, 1978.
10 *Smoking and Health, A Report of the Surgeon General,* (US Department of Health, Education and Welfare 1979), Kapitel 8.
11 »Cigarette smoking in pregnancy.« Leitartikel in *British Medical Journal,* 28. August 1976.
12 H. J. Evans u. a., »Sperm abnormalities and cigarette smoking«, *The Lancet* 8221, Bd. 1, 21. März 1981.
13 »The fetal alcohol syndrome«, *Drug Abuse and Alcoholism Newsletter* II, 4, Mai 1978.

[14] Entnommen aus: Gordon Stirrat, *Obstetrics,* Grant McIntyre, London, 1981.
[15] David W. Smith u. a., »Hyperthermia as a possible teratogenic agent«, *Journal of Pediatrics* 92, 6, S. 878–883, Juni 1978.
[16] Peter Miller u. a., »Maternal hyperthermia as a possible cause of anencephaly«, *Lancet* I, 8063, S. 519–521, 1978.
[17] Susan L. Woodward, »How does strenuous maternal exercise affect the fetus?«, *Birth and the Family Journal,* 8, I, 1981.

3 Wird das Baby gesund sein?

[1] E. B. Hook und D. K. Cross, »Estimated rates of Clinically significant cytogenetic Abnormality (other than Down's syndrome) by one year maternal age intervals«, *The American Journal of Human Genetics,* 31, S. 136a, 1979.
[2] M. D. Foukas, »An antilactogenic effect of pyrodoxine«, *Journal of Obstetrics and Gynaecology of British Commonwealth,* 80, S. 718–720, 1973.

4 Die Vorsorgeuntersuchungen

[1] Keith Hertogs u. a., »Maternal perception of fetal motor activity«, *British Medical Journal* II, 6199, S. 1183–1185, 1979.
[2] J. F. Pearson und J. B. Weaver, »Fetal activity and fetal wellbeing«, *British Medical Journal* I, S. 1305–1307, 1976.
[3] J. F. Pearson, »Fetal movements«, *Nursing Mirror,* 21. April 1977.
[4] W. F. Rayburn u. a., »Maternal perception of fetal movement and perinatal outcome«, *Obstetrics and Gynecology,* 56, 2, S. 161–165, 1980.
[5] Abigail Lewis, *An Interesting Condition; The Diary of a Pregnant Woman,* Odhams, London, 1951.
[6] A. Roberts u. a., »Twenty-four hour studies of fetal respiratory movements and fetal body movements in normal and abnormal pregnancies«, *The Current Status of Fetal Heart Rate Monitoring and Ultrasound in Obstetrics,* S. 209–220, R.C.O.G., London, 1977.

5 Umgang mit den Ärzten

[1] Diana Scully, *Men Who Control Women's Health,* Houghton Mifflin, Boston, 1980.
[2] Ann Oakley, *Subject Women,* Robertson, Oxford, 1981.
[3] Sheila Kitzinger, *Some Women's Experiences of Induction,* National Childbirth Trust London, 2. Auflage 1978.
[4] Marshall H. Klaus und John H. Kennell, *Mutter-Kind-Bindung,* Kösel, München, 1983.

5 Ian Donald, *Practical Obstetric Problems,* Lloyd-Luke, London, 1979.
6 »The changing epidemiology of mortality and morbidity in mothers and babies in recent years«. Arbeitspapier, vorgelegt anläßlich einer Studiengruppe über Probleme in der Geburtshilfe, die vom Medical Information Unit of the Spastics Society veranstaltet wurde. Tunbridge Wells, April 1975.
7 R. H. Tipton und B. V. Lewis, »Induction of labour and perinatal mortality«, *British Medical Journal* 1, S. 361, 1975.
8 »Induction an Acceleration of labour in modern obstetric practice«, Referat, vorgelegt anläßlich einer Studiengruppe über Probleme in der Geburtshilfe, die von der Medical Information Unit of the Spastics Society organisiert wurde, Tunbridge Wells, April 1975.
9 Ian Donald, a.a.O.
10 Siehe Judith Lumley und Jill Astbury, *Birth Rites, Birth Rights,* Sphere, Australien, 1980.
11 ebd.
12 Ross G. Mitchell, »Antecedents of handicap«, *Lancet* II, 821, S. 86–87, 1981.

6 Wenn das Baby geboren ist

1 Sylvia Plath, in: *Winter Trees,* Faber, London, 1972.
2 Margaret Atwood, *The Edible Woman,* Virago, London, 1980.

7 Die Partnerschaft

1 John Bowlby, *Mütterliche Zuwendung und geistige Gesundheit,* Kindler, München, 1973; *Mutterliebe und kindliche Entwicklung,* Reinhardt, München, 1972.
2 H. R. Schaffer und P. E. Emerson, »The development of social attachments in infancy«, *Monographs of Social Research in Child Development,* 29, 3, S. 1–77, 1964.
3 Erica Bourguignon, *A World of Women,* Praeger, New York, 1980.
4 Richard Lannoy, *The Speaking Tree: A Study of Indian Culture and Society,* Oxford University Press, 1971.
5 Sheila Kitzinger, unveröffentlichte Forschungsarbeiten in Jamaika.
6 Sheila Kitzinger, *Frauen als Mütter,* Kösel, München, 1980.
7 A. M. W. Porter, »Depressive illness in general practice«, *British Medical Journal* 28, März, S. 773–778, 1970.
8 J. M. Bardwick u. a., *Feminine Personality and Conflict,* Wadsworth, Belmont, Californien, 1970.
9 Ann Oakley, *Subject Women,* Robertson, Oxford, 1981.
10 J. F. W. Kuhl u. a., *Biorhythmus and Human Reproduction,* in: M. Ferin u. a., Wiley, New York, 1974.

[11] G. G. Luce, *Biological Rhythmus in Psychiatry and Medicine,* U.S.P.H.C. 2088. U.S. Dept. of Health, Washington D.C., 1970.
[12] Ferin u. a., a.a.O.
[13] R. B. Hersey, »Emotional Cycles in Man«, *Journal of Mental Science* 77, S. 151–169, 1931.
[14] Luce, a.a.O.
[15] H. Persky, *Sex Diffences in Behaviour,* in: R. C. Friedman u. a., Wiley, New York, 1978.
[16] Marshall H. Klaus und John H. Kennell, *Mutter-Kind-Bindung,* Kösel, München, 1983.

9 Die alleinerziehende Mutter

[1] *Maternity Care in Ferment,* Maternity Centre Ass. New York, 1980.

Empfohlene Literatur

Juliane Beck, Vivian Weigert (Hrsg.), *Erlebnis Geburt,* Erfahrungsberichte von Müttern, Vätern und Freunden, Biederstein, 1982.

Boston Women's Health Book Collective, *Unser Körper – unser Leben,* ro ro ro, 1984.

Ina May Gaskin, *Spirituelle Hebammen,* Irisiana-Hugendubel, 1983.

Geraldine L. Flanagan, *Die ersten neun Monate des Lebens,* ro ro ro, 1981.

Sheila Kitzinger, *Frauen als Mütter,* Kösel, 1980.

Sheila Kitzinger, *Geburtsvorbereitung. Ein Buch für Kurse, Gruppen und Beratung,* Kösel, 1981.

Sheila Kitzinger, *Hausgeburt – Die natürliche Alternative,* Biederstein, 1982.

Sheila Kitzinger, *Natürliche Geburt. Ein Buch für Mütter und Väter,* Kösel, 1980.

Sheila Kitzinger, *Sheila Kitzinger's Geburtsbuch. Ein Begleiter für die Schwangerschaft und die ersten Monate nach der Geburt,* Kösel, 1982.

Sheila Kitzinger, *Schwangerschaft und Geburt. Das umfassende Handbuch für junge Eltern,* Kösel, 1982.

Sheila Kitzinger, *Alles über das Stillen,* Kösel, 1983.

Sheila Kitzinger, *Good Birth Guide,* dt. Ausgabe in Vorbereitung, Kösel, 1985.

Marshall H. Klaus, John H. Kennell, *Mutter-Kind-Bindung,* Kösel, 1983.

Raven Lang, *Kinderkriegen ist keine Krankheit,* zu beziehen über Transpress-Verlag, Schudomastr. 50, 1 Berlin 44.

Frédérick Leboyer, *Sanfte Hände. Die traditionelle Kunst der indischen Babymassage,* Kösel, 4. Aufl. 1983.

Jean Liedloff, *Auf der Suche nach dem verlorenen Glück,* Beck, 1980.

Ashley Montagu, *Körperkontakt,* Klett-Cotta, 1980.

Michel Odent, *Die sanfte Geburt,* Kösel, 5. Aufl. 1982.

Barbara Sichtermann, *Leben mit einem Neugeborenen,* Fischer Taschenbuch, 1981.

Barbara Vogt-Hägerbäumer, *Schwangerschaft ist eine Erfahrung, die die Frau, den Mann und die Gesellschaft angeht,* ro ro ro, 1977.

Register